JN249389

薬に頼らない生き方のすすめ

——あなたの内にその力がある

八名見江子

本の泉社

はじめに

薬剤師の仕事をしていると、こんな会話をときどきする。

「お加減いかがですか?」

「この病気、年だから治らないんでしょ。先生からそう言われちゃったわ。仕方ないわね。でも通わないと不安だし」

あるいはこんなふうだ。

「今日はお薬が増えていますけれど、どうなさいました?」

「別に。先生が増やしたから。なぜかわからないけど、先生がやることだから信頼しているの」

この会話からもわかるように患者は医師のことを信頼しており、薬局では医師の処方した薬をもらうためだけのコンビニのような存在にすぎないこともしばしばだ。医師は患者にとっては病気を治してくれる人だから、医師の言ったこと、医師の決定した薬を信じている患者はそれなりにいる。通う年数が長ければ長いほどこの絆は深くなっていく。

必要な検査を最新の機器でおこない、そのデータに基づいていろいろ説明し、話を聞いてくれる医師。一人ひとり違うデータのことをとてもよく理解してくれて、苦しみから解放してくれる。そんな信頼関係のなかで患者は病院を訪れるのである。

この日本では国が財政的にサポートする健康保険制度によって医療が成り立っている。そしてそのことに満足している。ところでその結果病気は減っただろうか？　いやいやそんなことはない。病気は増えており、健康保険制度はパンク寸前なほど患者が多いのが現実だ。皆保険制度のない国では、医師は予防医学に貢献している。アメリカではホームドクターやカウンセラーを持つ人が多く、そういう人からアドバイスを受け、身体や心の病気にならないように個人が努力をするのが常識だ。医療費が高いから、病気にならない知恵を身につけていく。日本の健康保険制度では、病名を作り、治療する目的で、検査をしたり、薬を出したり、手術をしたりすることによって、初めて医療費を請求できるしくみになっている。検査をして治療と結びつかない場合は自費になってしまう。あるいは自己判断により、薬局で風邪薬や鼻炎薬を購入しても自費である。

やっぱりこの健康保険制度の恩恵を受けるためには病院に行くことが簡単な道のようである。考えてみると私たちは一生病院と親しい関係にある。赤ちゃんは自宅出産を希望しない限り、病院で生まれる。生まれたときも死ぬときもそばにいるのは医師であり、看護師であるのだ。誕生を祝福し、死を迎える人を送り出し、遺族の気持ちを和らげる、それはまるで神様のような存在であり、信仰する人が出てきてもおかしくない。

でもちょっと待って。大切なことが忘れられている。冒頭の会話に戻ってみよう。自分が何かしらの不快があって、治療をしたいと思っている自分の意志が忘れさられているのだ。散歩をしたり食事をとったりする習慣の一部として、病院に通う。自覚症状のない慢性疾患の場合、その傾向が強くなる。ところが医師はあなたの身体のことをそれほど詳しく知っているわけじゃない。どんな食事をし、どれほど身体を動かし、どれほどの睡眠をとり、どんな匂いのおならをしているのかなんて知るよしもない。つまり病気になった原因を詳しく知らないのである。

自分のすべてを理解しているのは他ならぬこの肉体なのである。あなたが母親の体内にいるときもずっと一緒で、死ぬときも見放さない。あなたの意識が遠のいてから、肉体は崩壊していく。この肉体は一生あなたに奉仕し続けているのである。ではなぜ私たちは身体のことをこれほどまでに知らないのだろうか。私たちは子どものときから「予防接種を受けよう」だとか「医者に診てもらおう」ということを教えこまれてきたからだろう。身体のしくみだとか、身体の自然治癒力という優れた機能について教わり続けて、育った子どもはほとんどいない。「お医者さんごっこ」はしても体内のホルモンは何があって、どんな働きなのか当てっこクイズをしたという子どもはまずいないだろう。

私たちは少しずつ身体のなかで起こっていることを感じ取る能力を失い、医師に依存することを学んでいくようになるのである。それは車を見ないで信号を守る人と同じように危険が潜んでいる。事故から守るために信号機がある。ところが「私は信号を守る人間だよ」と周囲にマナーを守るいい人に見られることのほうが大切になってしまったらどうだろう。危険を察知する直観力は衰えていく。

それと同じように身体の健康を守るためには、身体の危険信号を感じ取っていく力を身につける必要がある。お腹が痛ければ、どこから来ている痛みなのか。病原菌による下痢なのか、子宮から来る痛みなのか、潰瘍の痛みなのか。内臓の位置を理解すれば、ある程度わかるものである。また食事などのライフスタイルを見直せば、問題点も見えてくる。もし、自分で理解できないことがあれば、きちんと説明してくれる医師を見つければいい。主人公はあくまであなたである。医師などの医療従事者はサポートをする人にすぎない。インドでは「優れた聖者は弟子が自立し、師のもとを去っていかせることができる人だ。

依存させ続けるのは力のない師である」と言われている。日本の医療機関ではどうだろうか。病院から卒業できず、むしろ薬に対する依存関係を積極的に作っていっているのではないだろうか。治そうとがんばっている身体をもう一度見直して欲しい。そう、身体を健康にしていくのは自分自身によるものなのだ。

ずっと一緒に生活する細胞のメッセージをちょっとだけ感じとって欲しい。彼らはずっと働き、あなたを支えているのである。ウイルスと闘い、外的を侵入させないようにしている。怪我をしたときも傷を治そうと働いている。あなたが美味しいものを食べたとき、嗅覚と味覚が喜びを与え、脳は快楽物質を放出してくれる。胃腸はその食べ物を栄養にするために働き、あなたは元気になる。この身体の驚くべきシステムを少しでも理解したら、あなたと一緒にいる肉体も「やっと気づいてくれたね」と喜んでくれるはず。そしてこのしくみに感謝することを忘れないで欲しい。「一生治らないんだよね」と諦めないで、肉体を信頼してみよう。肉体はあなたの意識に対応して若返っていくはずだ。

本著では、この素晴らしい身体を理解してもらい、その上で薬と上手につき合い、身体を健康にしていくことを目的として六章に分けて整理した。自分の身体の優れた働きに気づいていただければ、と思う。

目次

第五章　その薬、本当に必要ですか──165

第一章　身体のすばらしい臓器

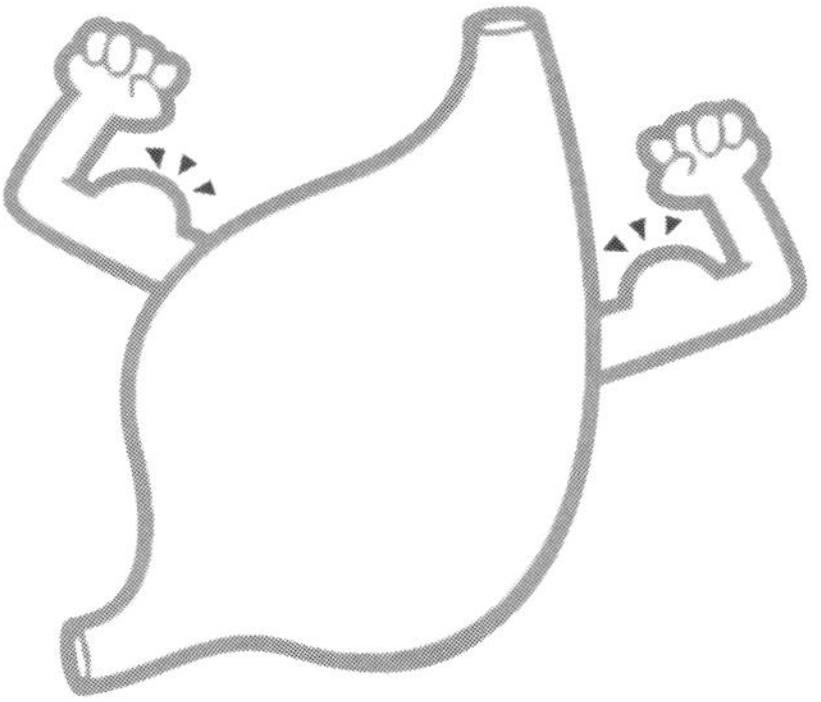

コンピュータを凌ぐ脳の働き

子どものときに初めて電卓を手にしたとき「機械が考えるんだ。私が入れた数字に反応して変化し、それも間違えないなんて。人間だったらたまに計算ミスするのに」と驚きを隠せなかった。そして現代。この計算する人工知能はもっと広い分野で記憶し、考えることができるようになった。あなたが毎日熱中しているフェイスブックもその一つ。電話番号から推測して友だち関係を増やそうとしていく。さらには文学を書かせてみようと研究している人たちもいる。こうなってくると人工知能が芥川賞を取ることさえ、夢ではない時代がやってくるかもしれない。そしたら人間のポジションも危ぶまれるのでは？

いやいや大丈夫。人間の脳があったからこそ、人工知能を創造したのである。それらを開発する天才的な人間と凡人だと思っている人間も基本的に同じ脳を持って生まれてきている。恐らくこの脳のトレーニングの違いと遺伝子のちょっとした違いがその差を作っているが、だいたい同じである。これからも進化する可能性を持っているのが私たちだ。ではその脳の働きについて理解して行こう。

さてこの脳の重さはどのくらいだろうか。成人では一二〇〇グラム～一六〇〇グラムで、ネアンデルタール人とほぼ同じらしい。重ければ賢いかというと、そう単純ではなく、アインシュタインは一二三〇グラムと決して重くはない。また、平均値では男性のほうが一〇〇グラムほど重い。人間の頭脳の明晰さはこの脳の使い方にあるようだ。

以前人間の脳は一〇%しか使われていないと言われていたけれど、事実ではないらしい。脳の九〇%が使われていなかったら、不要な細胞は死んでいく。脳内には神経細胞以外にグリア細胞があり、このグリア細胞が九〇%をしめているため、このように誤解されてきた経緯がある。脳のなかでは神経細胞（ニューロン）が情報を伝達し処理をしている。無能だと考えられてきたグリア細胞は神経細胞をサポートしていたのだ。神経細胞の位置を固定したり、神経栄養因子の合成と分泌をおこなったり、髄鞘（ミエリン）の構成要素にもなったりしている。またフィルターの役割をする血液脳関門の形成にもかかわっているなど、なくてはならない存在なのである。脳内では小さな細胞が情報を伝え、身体を守るために、働き続けているのである。

さて、脳はどのような部位によって成り立っているのだろうか。脳を大きく分けると大脳、小脳、脳幹に分類される。大脳は物事を考えたり、言葉を話したり、記憶したりする大切な場所である。人間は大脳が発達しているので、言語能力があり、社会のなかで人とコミュニケーションをとることができるのだ。小脳では人間が立っているとき倒れないようにバランスをとったり、指先の細かい仕事をしたりする。日本人は細かい作業が得意なので、注射針の細いものを開発したり、内視鏡を使った手術を器用にこなしているが、小脳の協力があってのことである。また小脳は大脳のコピーをする。つまり、教習所に通って車の運転を覚えるのが大脳の仕事であるとすると、その記憶を蓄積し、身体が自動で反応する回路を作るのが小脳の仕事なのだ。あなたがこれからデートに誘う彼女のことを考えて自動車を運転できるのもこの小脳のおかげである。そして脳幹。ここでは呼吸や循環器の制御をしたり、大脳の働きを抑制してコントロールしていることがわかっている。生命を

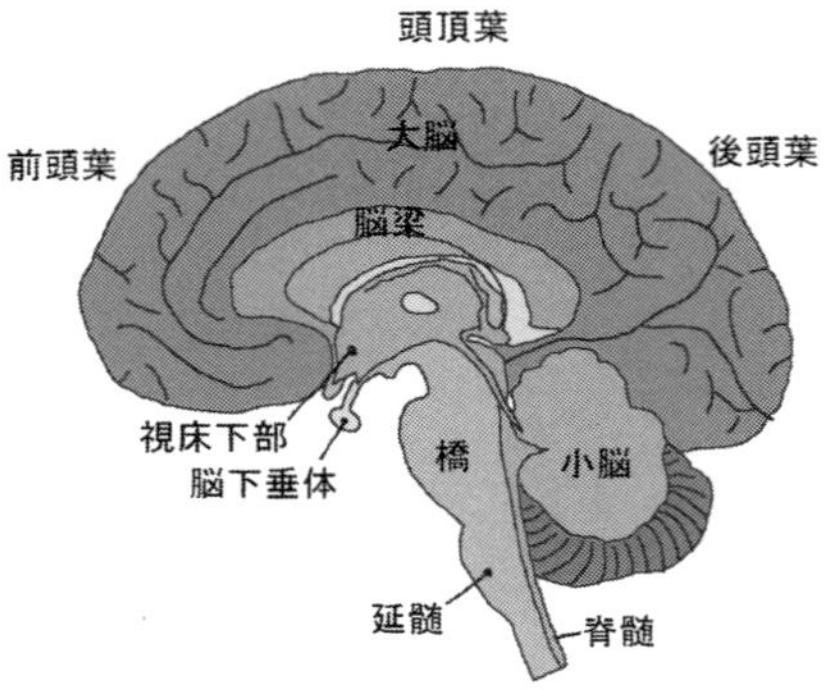

維持するためになくてはならない器官である。

さらに、脳の運動ニューロンが生み出す電気信号を変換して、機械を動かすことに成功している。もちろんこの実験はラットやサルでしかなく、人間に応用されているわけではない。けれど、将来開発されることは間違いないだろう。実験では、サルの脳に微細ワイヤを埋め込むと、イメージするだけで、ロボットアームを動かすことができる。この分野での実用化が実現することにより、医療でも障害を持った人のよきパートナーになるのではないだろうか。

休まない心臓

愛を表現するときに使うハートマーク。アクセサリーに欠かせないデザインだし、トランプのマークにも使われている。ご存知であろうが、心臓のことを英語ではHeartと言う。このハートは心臓の形をデフォルメしたものだ。心臓という言葉も心の臓器を意味しており、緊張するとドキドキするし、恋をすると胸がキュンとする。そんな心に敏感に反応する心臓は、生命の中心でもある。死とは心臓が止まった時に他ならない。その心臓の働きについてみてみよう。

心臓の働きはすみずみにまで血液を送り届けることである。なんとその回数は一日に一〇万回。ポンプの働きをしており、収縮と拡張を繰り返している。そのため血圧は上下の両方を測定する。ポンプの働きをしており、血圧とは血液が上がる高さであり、背が高いキリンでは人間の二倍の血圧を必要としている。ときどき患者で血圧が二〇〇になったという人に接することがあるけれど、ある程度の出来事に耐えられるように身体は作られている。血圧が高いことが問題ではない。高いことによって血管が圧力に耐えようとし、血管を厚くしていくため、血管の通り道が細くなり、動脈硬化を引き起こしやすくなる。その危険を避けるため、医師は薬を処方するのである。

さて、何かしらの原因で心筋梗塞を起こしたとしても、多くの人は復活することができる。ポンプの機能が一時的に損なわれたとしても心臓の働きを戻そうとする「血圧制御機構」が働いているためだ。この血圧制御に関わるのは心臓だけではない。脳、腎臓、副腎、血管、自律神経が関係しており、それぞれは独立にした機能があるように見えながら、協力し合って働いているのである。もし心臓が体調によって疲れていたとしても、血液がすみずみにまわらなければ、生命は維持できない。そのため、血圧を維持するために日夜休まずに協力し合って、活動し続けているのである。

血圧が高くなりすぎたときには延髄の背側にある「孤束核」が情報をキャッチし、腹側にある心血管運動中枢（ＲＶＬＭ）を抑制する。その結果、交感神経を抑制して血圧を正常に戻していくのである。心臓がポンプの働きをして血圧を上げるのであるが、それだけで血圧が決まるわけではない。交感神経が血管を支配し、血管の太さを調節することによって、血圧は一定に保たれており、普通に生活できているのである。

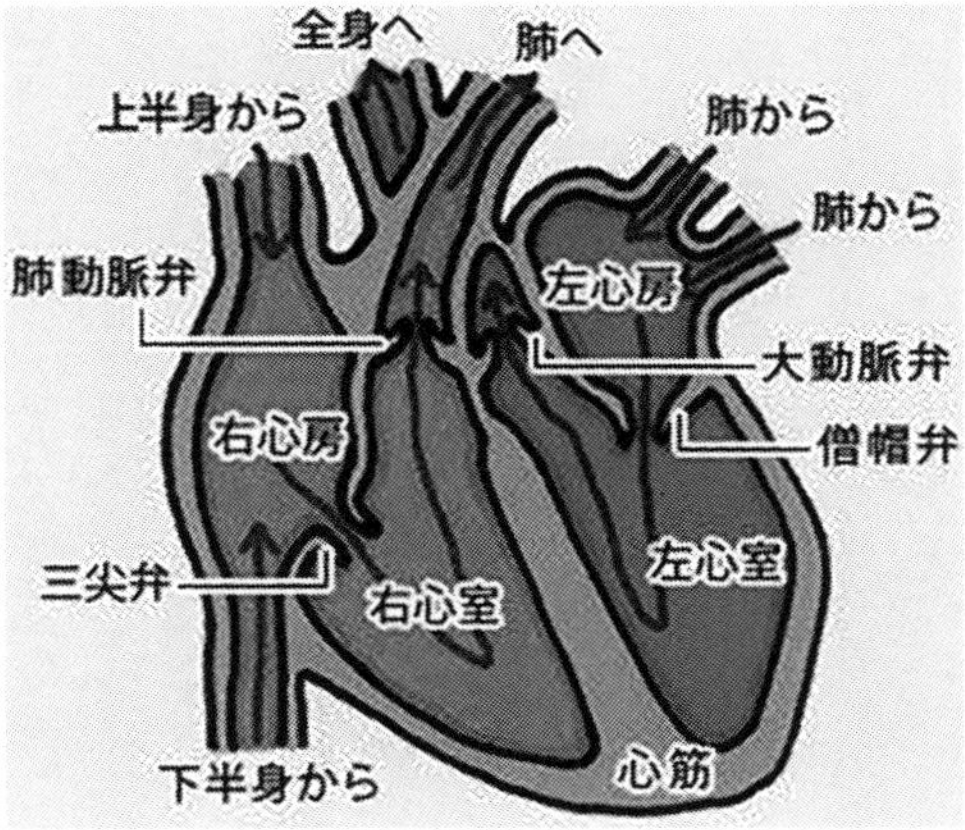

ところがこうした血圧を保つシステムは交感神経だけではない。レニン・アンギオテンシン・アルドステロン系も血圧を保つのに欠かせないしくみだ。このＲＡＡＳは腎臓や副腎に働きかけて、尿量を調節し、水とナトリウムが排泄されるのをコントロールしている。

血管を流れる血液の量が変われば、血圧も変化する。アンギオテンシンⅡになる物質、アンギオテンシノーゲンは肝臓で作られ、レニンは腎臓で作られる。

これらのシステムは生物が進化の過程で海から陸に上がってきたときに作られたと言われている。水のなかで生活していた生命は水の少ない地上での生活をするとき、水分の調節をする必要がある。その結果獲得したのが腎臓だという。今の私たちの人体は太古から積み上げられてきた歴史そのものなのだ。

アンチエイジングに興味がある人たちは、活性酸素の発生が老化を促進するのはご存知のことであろう。心臓はこの活性酸素を発生させる臓器でもある。とにかく心臓は活動量が多い。そのため、エネルギーの源となるＡＴＰを消費して仕事をおこなう。ＡＴＰはどうやって作られるのか。心臓細胞内のミトコンドリアが酸素を消費して、生産しているのである。心臓はミトコンドリアが多いから、活性酸素も多く発生する。ところが心臓は活性酸素によって死ぬことはない。解毒するシステムが存在するからだ。心臓ではスーパーオキシドディスムターゼ、カタラーゼ、ペルオキシターゼなどの酵素が活性酸素を無毒化していく。さらにマクロファージによって生合成されるネオプテリンというサイトカイン（免疫細胞から分泌されるタンパク質）も活性酸素の除去に貢献していると言われている。

心臓の病気で怖いのが心筋梗塞だ。血栓ができたりして、心臓に酸素が運ばれなくなり、心筋が壊死してしまう。不思議なことに事前に狭心症の発作を起こした人のほうが、順調に回復するという。心臓に住んでいるミトコンドリアとう細胞が酸欠状態でも生きられるスーパーミトコンドリアに変身したのが理由らしい。心筋梗塞などの場合、心臓バイパス手術があり、精密な手術であるにも関わらず、成功率が高い。最近では米国インテュイティヴ・サージカル社のダ・ヴィンチというロボットを導入して、内視鏡の穴だけで手術をする技術もあるという。日本での保険適応は前立腺がんだけにしか認められていないのであるが。中国では「妙手A」、日本では「EMARO」、Googleが「J&J」を開発している。テクノロジーは著しく進化しており、将来の手術はロボットに変わっていくことになるだろう。

臓器としての皮膚

年齢とともに衰えてくる肌。シワやシミなどが目立つようになり、たるんできたりする。

少しでも若さを取り戻したい人のために、アンチエイジングをうたった化粧品やサプリメントで市場は溢れている。皮膚は身体の表面を覆っており、顔や手など見えるところのため、内臓と違い、目で変化を知ることができる。ところで皮膚の変化を気にしながら、皮膚が身体でどのような働きをしているかについて、考える人はどのくらいいるだろうか。以前、金粉を身にまとったモデルが死亡した事故があり、皮膚も呼吸をしているということが広く理解されるようになっていった。日本でも乾布摩擦という、タオルなどで皮膚をこすって鍛える時代があったけれど、最近では皮膚を傷つけると言われ、人気は後退した。ところが最近、ダイエット効果と健康効果があるということで再度見直されている。摩擦によって、体温が上昇し、新陳代謝を活発にさせるため、健康とダイエットにいいらしい。そんな話題に事欠かない皮膚は、どんな構造をしているのだろうか。

皮膚の重さはほぼ三キログラム。人間の身体のなかで最も重い臓器だ。この皮膚は表皮、真皮、皮下組織に分類されている。表皮には色素を生産するメラノサイト、外部から侵入した異物に応答し、免疫システムを発動させるランゲルハンス細胞、皮膚の触感に関係しているメルケル細胞がある。真皮はコラーゲンなどの繊維状タンパク質によって形成されており、栄養を補給したり、老廃物を拡散させたりする働きを担っている。加齢にともなって皮膚の弾力が衰えてくるため、多くの化粧品にコラーゲンが含まれているのもこのためだ。もちろんしわの原因はそれだけではない。真皮や表皮が加齢とともに薄くなり、外側を覆う角質層の細胞数が増え、乾燥していくことが原因だと言われている。

この変化の鍵を握るのは肌のなかに存在するイオンである。正常な皮膚では角質層の直下にマグネシウム、カルシウムのイオンが存在し、カリウム濃度が低くなっているけれど、バリア機能が破壊されると、イオンが分散されて、偏在しなくなる。加齢とともに黒髪が白髪になり、皮膚にシミができていくように、イオンバランスも崩れていく。皮膚の正常な働きを保つのにイオンは大切な役割を果たしているのだ。温泉の原理を利用して、おふろに入れる浴用剤もこのイオンの効果を期待してのことだ

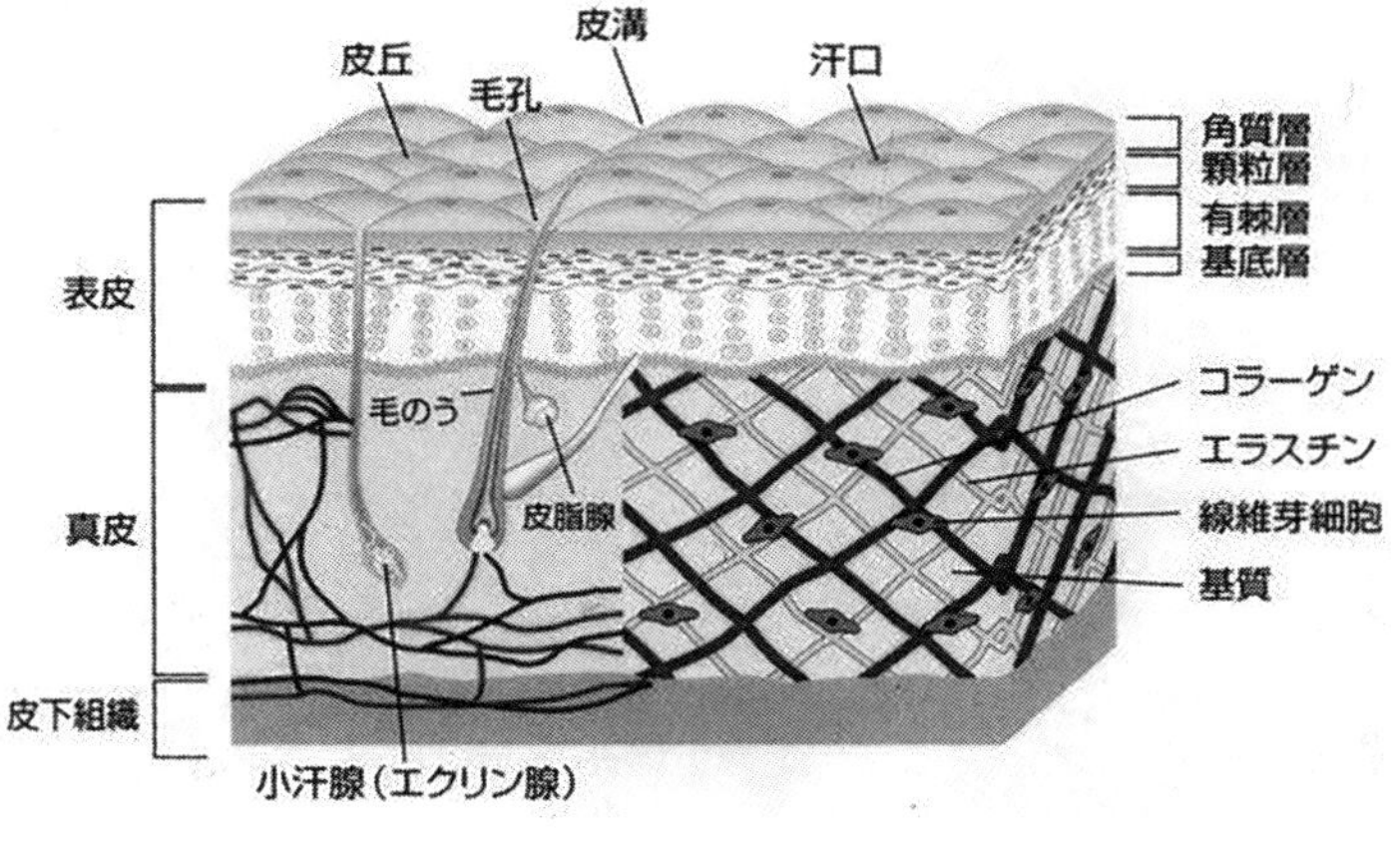

とか。化粧品でもイオン入りのものが注目された時代もあったけれど、その目的は肌に養分を届けやすくすることが目的である。マグネシウムイオンが肌バリアの回復に役立つとのデータから、ファンデーションに肌のバリア機能を高める成分を入れて作られているものもあるとか。かつては肌のトラブルを隠す目的だったファンデーション。皮膚科学の進化にともなって、肌を改善するところまで来ているらしい。私はファンデーションをほとんど使わないので、あまり関係ないことであるが、多くの女性にとってはありがたいことである。またレチノイン酸によって角質が薄くなり表皮が厚くなるため、老化による皮膚のしわにはいいとか。ペンシルベニア大学のクリーグマン博士によって発見された物質なので、しわを気にする人は試してみてはどうだろうか。

ではこの角質層は人間にとって不要かというとそういうわけではない。ポロポロ剥がれずに皮膚にくっついているのには理由がある。皮膚が水を通さないのはこの角質があるからだ。細胞は硬質ケラチンというタンパク質で満たされて死んでいく。ケラチノサイトが脂肪を含んだ袋を作り、細胞が死んだときにこの中身が外に押し出されて、死んだ細胞の間をきれいに埋めていく。この成分の中心がセラミドとコレステロール。この両者があって皮膚のバリア機能は回復しやすくなる。死んだ細胞は別の目的で活躍できるようになっているのだ。

では、角質層は死んだ細胞なのになぜ腐らないのだろう。その理由は常在菌の存在である。この常在菌によって腐敗菌の発生を抑えられているのだ。皮膚の常在菌は二〇〇種類以上、一〇〇万個以上あると言われている。このバランスによって私たちは皮膚バリアを保っているのである。極端な洗浄はこのバランスを破壊するので、気をつけたほうがいい。また乾癬ができても肌のバリア機能はうまく発動しない。そんなときには表皮で作り出される抗菌ペプチドが、肌のバリアを補ってくれる。抗菌ペプチドはアミノ酸の一種だ。それだけではない。日常的にさらされるウイルスの侵入に対しても表皮細胞で発現するＴＬＲ―３がウイルス由来の二重鎖ＲＮＡを認識し、ＩＦＮ―βを介してＭＩＰ―１αを産生する。この反応により、免疫細胞を皮膚に遊走させ、外的の侵入と戦っているのだ。なんと素晴らしい働きをしているのだろう。

さらに注目されているＩＰＳ細胞。山中伸哉教授をノーベル賞に導いたのは彼の知性と努力、そしてこの皮膚があってのこと。皮膚真皮の繊維芽細胞の遺伝子操作で万能細胞を作っていったのである。受精卵から細胞を取り出すということへの倫理により、行き詰まった分野に希望を与えたこの繊維芽細胞。臓器再生への夢はいつか実現するに違いない。

解毒してくれる肝臓

お酒のシーズンになると気になる肝臓。「沈黙の臓器」といわれ、その異変に気づきにくい。心臓は走ればドキドキする。鼓動が乱れれば、すぐに実感できる。胃は食べ過ぎたら重たくなってくるし、お腹がへるとグーグーなったりすることもある。ところが肝臓はもうお酒はやめてくれ、と音で訴えることはない。もくもくと静かに働いているのである。肝臓の疲労とは無関係にお酒を飲みたいのは人間のサガなのか、ドクターストップがかかるまで飲み続ける人はそれなりにいるし、ドクターの禁酒令を無視して飲み続ける酒豪さえいる。酒飲みの暴挙にも忍耐して、黙って働き続ける肝臓の姿を見てみよう。

肝臓は皮膚の次に重い臓器で一二〇〇〜一五〇〇グラムほどあり、とても重要な働きをしている。ほとんどの物質を代謝しているし、有害な物質を排出させている。そのことを昔の時代から知っていたのか重要なことを「そこが肝心だ」とか「肝心要」と表現してきた。

あるいは「肝が座っている」だとか「肝っ玉母さん」など落ち着いてしっかりしている様子にも使われている。心臓と肝臓。肉体の生命を守るため、なくてはならない器官である。肝臓の働きは細かいものまで含めると一万種類。大きく分けると、物質の代謝、解毒作用、胆汁の生成の三つである。この働きを支えているのは門脈から入る血液と肝動脈から入る血液。食事がのどを通って、必要な栄養素として分解されて腸管から吸収される。その栄養素は、肝臓から分泌される何百種類もの酵素によってタンパク質に再合成されて、細胞に備蓄したり、血液に放出したりする。

　肝臓で作られるタンパク質の代表格がアルブミン。アルブミンは血液に流れ出て、水分を保持する。また血液が正常に流れるのに欠かせないのが浸透圧であるが、その浸透圧を維持する働きもしているのだ。さらにアルブミンは、プラスマイナスに帯電していること、状況によって分子構造を変化させられ

肝臓の構造と機能

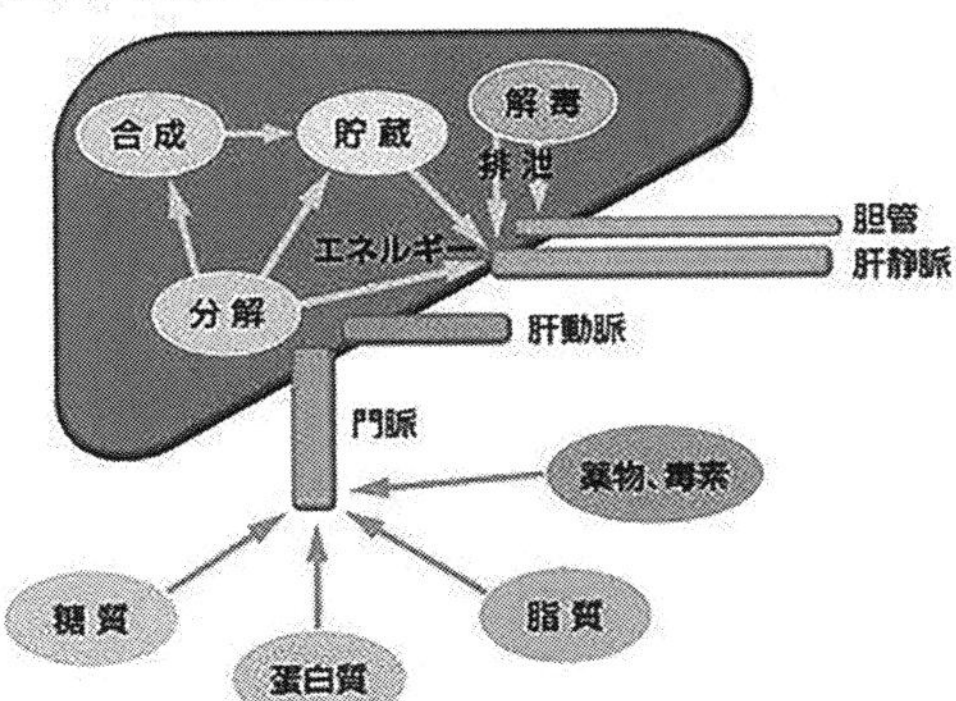

ること、その表面につぎはぎの疎水性領域を持つことの三つの性質により、さまざまな物質と結合する。そのことによって身体に必要な物質を伝播する。微量元素のカルシウムや亜鉛、脂肪酸、ホルモン、酵素などと結合して必要なところに届けてくれるのだ。まるで寂しがり屋さんが、いろんな人と遊びに行くことで幸せになれるかのように、結合することでアルブミンも安定する。アルブミンは出会いと活動のために適した分子構造をして生まれてきている。肝機能が衰えるとアルブミンが作られず、浸透圧のコントロールができないため、むくみや腹水が溜まったりする。お酒の飲み過ぎで顔がむくんだ経験をした人も多いはず。肝臓の気持ちを理解してほどほどにしてあげよう。

肝臓の働きで重要なのが解毒作用。肝硬変になるとウイルスや細菌に感染しやすくなるのは医療関係者の方はご存知かと思う。肝臓の解毒作用がきちんと働かないためである。肝臓では有害なものと無害なものを見極めて、有害な物質を無毒化するため、病原菌にも影響を与えている。大腸の粘膜細胞で侵入を防ぎきれずに侵入した病原菌はどうなるのか。身体を蝕む前に肝臓の類洞壁を作っているクッパー細胞が侵入を許さない。クッパー細胞が病原菌を取り囲み消化してしまうのだ。お酒によるアルコール、タバコのニコチンなども肝臓で無毒化される。また肉を食べたときに発生するアンモニアも肝臓で尿素に変えられる。アンモニアは猛毒であるけれど、尿素は化粧品にも使用されている安心な物質だ。もちろん病気になったときに服用する薬もほとんどは肝臓で代謝される。薬は運んで欲しい有効成分を血液が送り届けた後、肝臓で代謝され、糞中に排泄されるか、腎臓で代謝され、尿中に排泄される。ちょっと間違えれば毒である薬を安心して飲めるのは、この肝臓があるからこそ。もちろん食品添加物も肝臓が無毒化しているのである。

そして胆汁の分泌。この胆汁は肝臓から分泌される消化液の一種で、黄褐色のアルカリ性液体だ。胆汁の成分、胆汁酸が脂肪を乳化し、細かい粒にしてリパーゼと結合しやすくする。リパーゼは膵臓から分泌される消化酵素で脂肪の分解を担っているため、胆汁の分泌が脂肪の吸収を助けているのだ。この胆汁は毎日五〇〇～八〇〇ミリリットルほど肝臓から胆管に分泌され、胆嚢に貯蓄され、濃縮されていく。この胆汁の成分になるのは寿命のつきた赤血球のヘモグロビンの一部であるヘムとコレステロール。そのため、胆汁が胆嚢で濃縮されるときに、何らかの理由で遊離したコレステロールの結晶が成長して胆石になってしまうことがある。もちろん正常な状態では、コレステロールが結晶にならないように胆汁がコントロールしているから大丈夫なのであるが。

大ざっぱに見ただけでもさまざまな働きがあるけれど、ありがたいことに肝臓は再生する臓器である。肝臓を切除しても、四分の一が残っていれば、肝臓が再生されてしまうのだ。これは肝臓が人体にとって毒を浄化してくれる臓器だからこそ、爆発的な再生力を持っているという理にかなったもの。ちなみにアルコールの強い人と弱い人の差は肝臓から分泌される「アルコール脱水素酵素」の活性差である。この酵素が活性型だとアセトアルデヒドが分解されて二日酔いになりにくい。欧米人がお酒に強いのは活性型が多いからである。日本人はどちらかというと低活性型か失活型が多いらしい。やっぱりお酒はほどほどがいい。

肉をも溶かす胃の働き

野坂昭如の書いた『火垂るの墓』をアニメ映画で見たとき、戦争時代の栄養失調で命を失う幼い兄弟が描かれていて、涙を流した覚えがある。時が流れて現代。食糧事情は一変している。給食の味付けまで美味しさを求める時代に育った若者は、スタイルを保つためにダイエットに夢中になったりしている。貧しい時代は、よく太ったということが褒め言葉であり、痩せていることは貧相だとみなされた。ところが現代はダイエットをキャッチコピーにした商品が驚くほどいっぱいある。それだけ日本が豊かになってきたのだろう。美味しいからついつい食べ過ぎてしまう食事。その後始末をしてくれているのは胃腸の働きだ。

まず食物は口から入り、歯でかみつぶして舌の味覚で味わう。それが食道を通り、胃腸に到達する。もちろん食道を通ると言っても重力の法則で落ちるわけではない。食物を送り届けるために食道の上部の横紋筋が収縮し、蠕動運動をする。その働きを受けて下のほうの平滑筋も反射的に反応し無事に胃にたどり着くのである。その時間は固形物で三〇～六〇秒、液体で一～六秒ほどだ。食道はこの他、上部食道括約筋と下部食道括約筋が活動

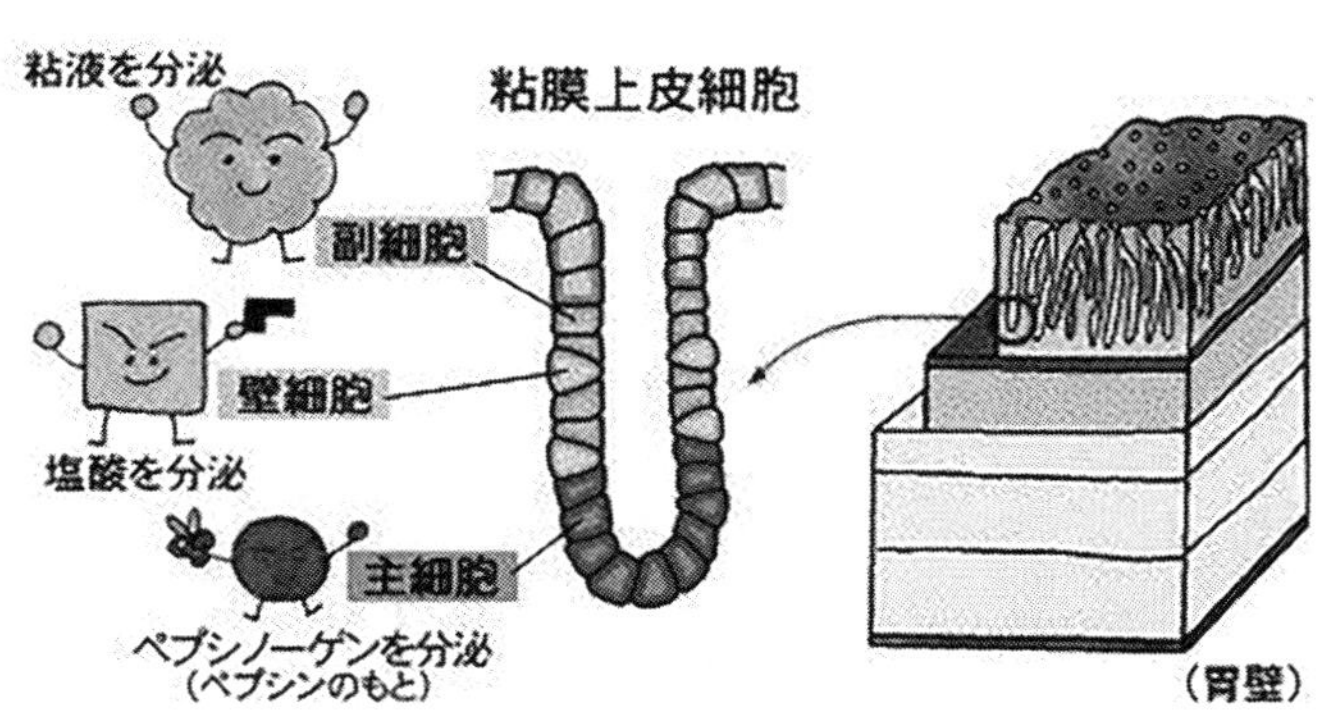

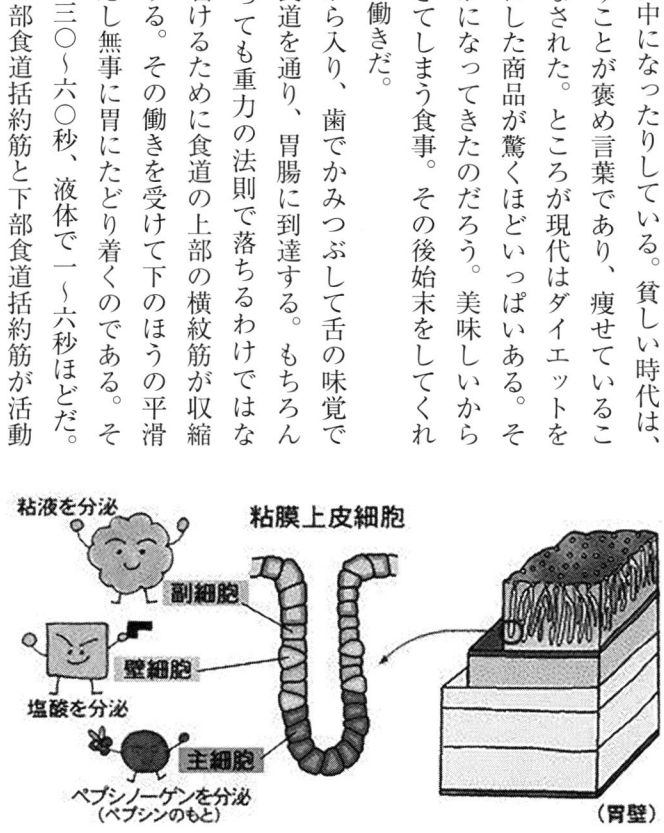

し、飲食物が逆流してこないようにしている。また食物の温度を調節する役割もあり、ただの通り道とは違う。

胃にたどりつくと肉のような強烈な食べ物も胃酸とペプシンの働きによって溶かしてくれる。胃酸とペプシンは単独では食物のタンパク質を分解することはできない。タンパク質の分解を担うのは消化酵素のペプシンだ。このペプシンが働く条件が強烈な酸性の条件下で初めて活動する。通常の酵素がPH7前後の中性化で最もよく働くが、このペプシンはPH1~2がよく働く条件となる。胃酸によってペプシンになるのであるが、分泌されるのはペプシノーゲンという前駆物質。ペプシノーゲンは血中や尿中からも検出される消化能力のない安全な物質であるが、胃酸と出会い、ものすごくパワフルな物質に変化する。このペプシノーゲンは胃底腺領域内にある主要細胞から胃内腔に分泌され、ペプシンに変化し、食物を消化していくのである。

そして胃酸。胃底腺領域の壁細胞には分泌細管が無数に広がっている。この分泌細管が水素イオンを作り出し、同じく分泌細管にあるプロトンポンプという酵素によって胃内腔に分泌される。そこで塩素イオンと出会うことによって、塩酸に変化する。

胃酸の分泌を刺激するのはヒスタミン、アセチルコリン、ガストリン。壁細胞内にこの三種類の物質の受容体があるためヒスタミンが投与されると刺激されて、胃酸を分泌する。また消化管ホルモンであるガストリンは胃の出口の幽門に近いところで分泌される。そのことによってガストリン受容体が刺激され、ヒスタミンの分泌を促進する。胃酸が分泌され、胃液のＰＨが２以下になるとガストリンの分泌は止まってしまう。こうして胃の働きがたもたれるのだ。

食べ物を食べるときだけでなく、美味しいものを連想しただけで出てくる唾液。驚くことに同じように胃酸も分泌する。この理由は頭で思ったことが脳神経の一種である迷走神経を介して壁細胞のアセチルコリン受容体を刺激するからだ。胃酸の分泌の三割はこの脳によるイメージによるらしい。胃はそういった意味ではメンタルな臓器である。

さて、なぜ肉を溶かすほど強烈な胃酸を分泌しても胃は溶けないのだろうか。胃はタンパク質でできている。そのため、摘出した胃を胃液につけると溶けていく。つまり体内にあるときに溶けないようなしくみなっていることになる。その理由は胃粘膜の表層を覆う粘液にある。この粘液層は糖タンパクでできている第一層とリン脂質からできている第二層で構成されている。そこに副細胞から分泌される重炭酸塩はアルカリであるため、酸を中和してくれる。そのため胃粘膜の表面ではＰＨは、５～７に調整されているのだ。この副細胞の寿命は四〜六日。迅速な対応するため、頻繁に生まれ変わっているという。

ちなみにこうした胃の働きの突破口を切り開いたのは胃酸の発見だ。一八二二年、バーモント軍医が患者の治療にあたっていたときに始まる。マーチンという漁師が左腹を猟銃の暴発で負傷し、胃に穴をあけてしまった。そのとき、バーモント軍医が治療したのだけれど、穴が塞がらなかった。そこで今でいう胃瘻のような実験をする。胃にステーキを入れたらどうなるのだろう。実際に行ってみると胃がピンクから赤に変わり、胃酸を吹き出してステーキを溶かしていたのである。ちなみにマーチンが怒ったときは胃が青くなったとか。心の働きに反応している証である。

消化と吸収を助ける腸の働き

患者から「昨日は便が出なかったけれど、今日は二回出たのよ。大丈夫かしら」と相談を受けることがある。何日も出ないとか、一日に何度もトイレに行って、粘膜が傷ついて出血して痛いというのならともかく、一日一回でないと身体に悪いと思っている患者はそれなりにいる。私は三日出ないことがあったけれど、女性の友だちは一週間も出ないことがあると言っていた。ところが男性の友だちは下痢に悩まされていた。「学校に電車通学していたんだけどさ、電車に乗っているうちにトイレに行きたくなってしまうんだよ。それで、途中で下車してトイレに行くだろ。いつも遅刻さ。下痢で悩まされる人の気持ちなんて教師は理解しないから、いつも怒られてたんだ。」と言っていた。多くの患者や知人と接してきて、男性が下痢になりやすく、女性のほうが便秘なりやすいというのは何となくわかってきた。統計的にもそういう結果らしい。

これは男性の身体と女性の身体の違いから起こってくる。男性が下痢になりやすいのはストレスが大きな理由だ。もちろんストレスは男女平等であるけれど、男性のほうが男性ホルモンの影響を受けやすい。男性ホルモンは攻撃的なホルモンなので、ストレスには弱いらしい。腸にストレスがたまるとどうなるか。腸は幸せ物質であるセロトニンを大量に放出する。そのことで腸の動きが活発になり、男性は下痢になりやすくなる。

一方女性の便秘が多いのは主に三つの理由がある。その一つは腹筋の弱さ。一般的に男性のほうが男性ホルモンの影響もあり、筋肉が発達する。女性は男性と違い腹筋が弱いのでそのことが腸に影響を与える。二つ目は子宮の存在。子宮が圧迫して便秘になりやすいため、妊娠期には便秘がひどくなりがちである。そして生理があるため、ホルモンバランスが変化し、便秘になりやすいという。

一日の快適さが排便も関係しているようであるが、この悩ましい現象に影響を与えている腸について考えてみよう。まず受精卵ができてから、細胞分裂をしていき、最初にできるものが腸である。その後、脳、神経、皮膚、筋肉、心臓などが作られていく。生命にとって欠かせない食事と排泄。腸が最初にできるのは、生命の維持に必要な食の活動を支える機能が必用だったからだろう。生命は進化とともに消化管を発達させてきたのである。

無脊椎動物には原始的消化管があるけれど、顎と歯を持つようになった魚は胃と腸が形成されていった。顎と歯ができることによって、より広い食生活が可能になったからだろう。歯や顎は硬い肉を噛み砕くことができる。そのことで消化しなくはならない食べ物が増え、消化器も進化していったようだ。では魚が陸に上がるようになったらどうなるのだろうか。水のない陸上生活を送るためには水分を逃さない工夫が必要になってくる。そのため、小腸で吸収される水分を大腸でも吸収することで水分を保持しやすくしていった。さらにすぐに排泄せず、大腸にためることで、排泄物から強敵に居場所を知られるのを防ぐことが可能になる。こうして進化してきた腸。もう少しその活動を見てみよう。

食べ物が胃で消化され分解物にされると、その分解物や胃酸が十二指腸を刺激する。すると腸管壁細胞からセクレチン、コレステストキニンなどのホルモンが膵臓に向けて分泌される。ホルモンによる信号を膵臓がキャッチすると、アルカリ性の酵素を含んだ膵液が小腸に向かって分泌する。同時に胆嚢から胆汁が分泌されて、脂質の分解を助けていく。膵液中にはトリプシンやキモトリプシンなどのタンパク分解酵素、リパーゼという脂肪分解酵素、アミラーゼという糖分解酵素が含まれている。これらの働きによって脂肪やタンパク質、炭水化物などの栄養素が分解されて、腸壁から体のなかに取り込まれていく。腸内壁は腸管上皮細胞に覆われていて、アミノ酸やグルコースは細胞の表面にある輸送タンパク質によって細胞膜を通り、外側の細胞膜から腸管上皮細胞の下に

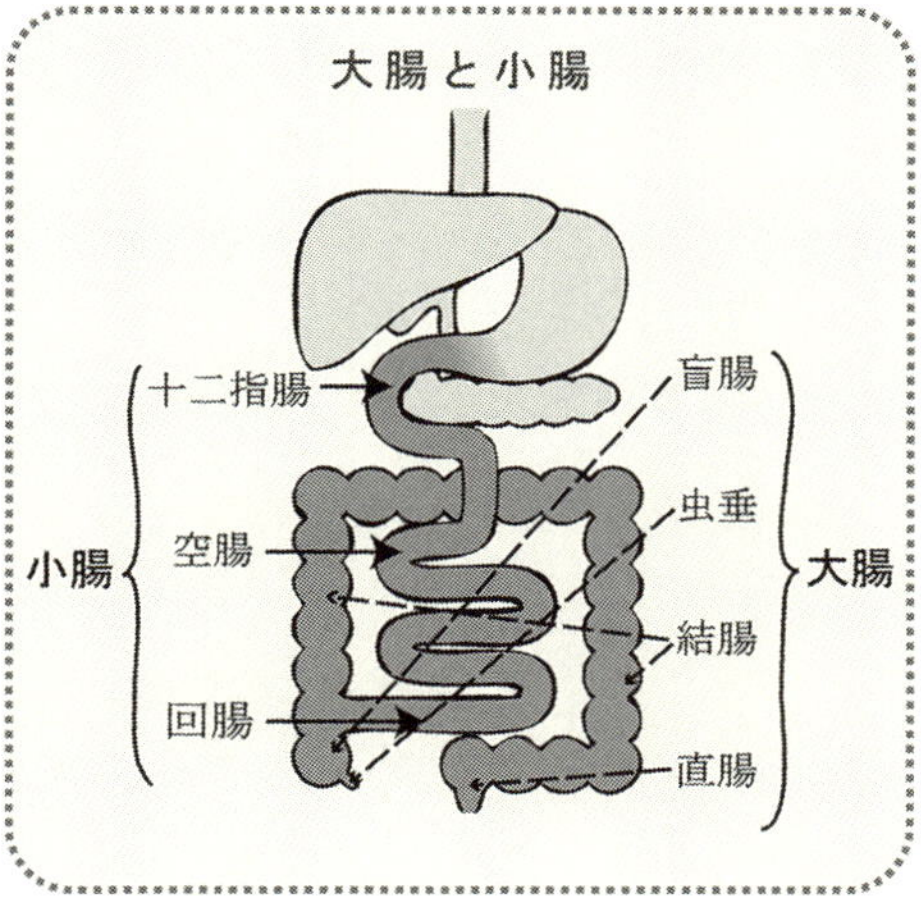

ある毛細血管に取り込まれ、全身に流れていく。脂肪酸は輸送タンパク質の助けなしに直接細胞を通り抜けて、毛細リンパ管に取り込まれ、全身に行き渡ることになる。アミノ酸やグルコースは水溶性で、脂肪酸は脂溶性。その違いが吸収の違いにつながっている。

小腸では免疫と戦うためにパイエル板、粘膜固有層、腸間膜リンパ節、腸管上皮の吸収細胞などがある。パイエル板にはB細胞が集まっていて、免疫グロブリンAを作る細胞に変化させる。B細胞は敵にピッタリの抗体を作り出して攻撃する。粘膜固有層にはNK細胞や好酸球、マスト細胞が存在し、病原菌をやっつけているのだ。さらにパネート細胞と呼ばれる細胞が、「デフェンシン」というペプチドを作り出し、病原菌が侵入しないように防衛している。腸は消化吸収するだけでなく、取り込まれた病原菌と絶えず戦うことまでやってのけるスーパーファイターだ。

ところで腸が考えていると言ったら驚くだろう。消化管ホルモンのセレクチンを発見したベイリスとスターリングは脳から腸にくる神経を切断しても腸が蠕動運動をおこない、消化液を分泌することも突き止めた。これによって腸は独自で思考する回路があることが明らかになっていく。腸の神経細胞は一億個と言われ、独自の判断をして、生命体を支えようとしているのだ。このためセカンド・ブレインと言われるほど自立しているのである。

呼吸を担う肺の働き

私たちが生きていくのに欠かせない呼吸。心臓の鼓動はコントロールできないけれど、息は自分で調節することができる。緊張したときに呼吸が早くなることがあるが、深くゆっくりと呼吸すれば落ち着く。息は人の生きる上で欠かせないため、人が亡くなるときは「息を引き取る」と言う。少し休みたいときは「息を抜く」とか「一息する」と語り、お茶を楽しんだり、くつろいだりする。また旧約聖書の世界では土の塵で人を形どり、その鼻に息を吹きかけてアダムを作ったという。息とは生命の証である。

この呼吸を支えているのは肺。肺の変化は胎児のときまで遡る。胎児は外の世界に出て行く準備をしているかのように子宮のなかで羊水を吸ったり吐いたりしている。これが呼吸運動の始まりだ。もちろんまだ肺でおこなっているわけではない。肺はまだ眠った臓器だけれど成長に合わせて大きくなっていく。胎児の呼吸運動には羊水の量が関係している。

羊水の量が肺の拡張運動に最適に調節されているため、肺は無事に発達できるのだ。そして産道。この通り道の圧力によって肺の呼吸運動の準備ができ上がる。さて赤ちゃんの誕生だ。胎盤から供給されていた酸素が、臍帯の断裂により、供給されなくなり、二酸化炭素の濃度が上がる。そのため、反射的に呼吸活動が行われるようになる。

　このようにして肺が活動を始めるのであるが、その役割はガス交換。酸素を供給し、二酸化炭素を排出する。呼吸のルートは鼻↓気道↓左右の気管支↓左右の肺↓肺門↓細かな気管支↓肺胞。肺胞の数は成人男性では三億個と言われているけれど、個人差があるという。マギール大学の教授であったサーベリックは二億一〇〇〇万個～六億五〇〇〇万個の違いがあり、身長が高い人ほど多いことをつきとめた。鼻をとおって肺までのびて枝分かれしている姿は樹木が逆さに入り込んでいるような形をしている。その枝に肺胞がいっ

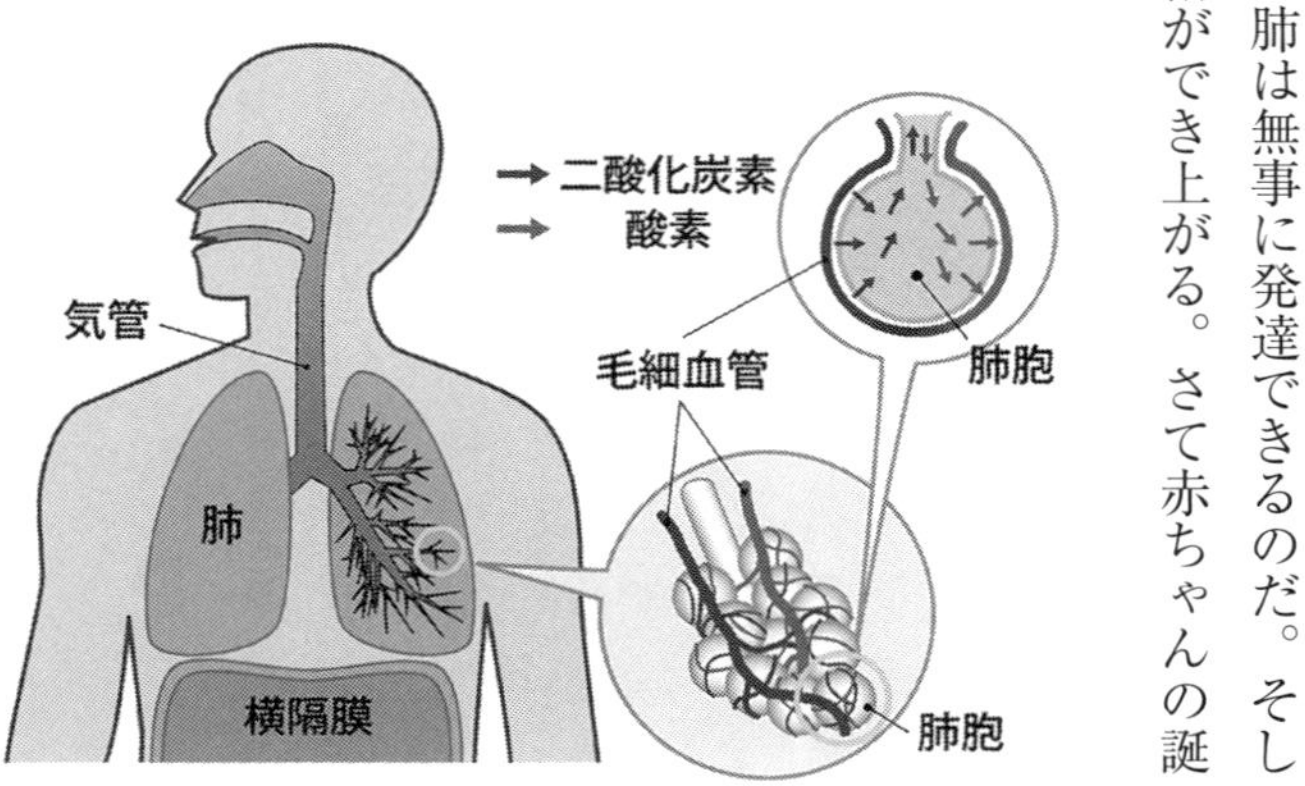

ぱいくっついており、生い茂ってつきることのない実をつけているかのようだ。

この肺胞は吸ったり吐いたりするため、弾力がないと十分なガス交換ができなくなってしまう。風船を膨らませても、隙間があれば空気が抜けていく。それはもとの状態に戻ろうとする力が働くからだ。肺も同じで、もとの状態に戻ろうとする収縮力が働いて、二酸化炭素を押し出していくのである。この弾性収縮力の秘密はもとの状態に戻ろうとする前に膨らんだ状態になっても耐えられる構造にある。繊維構造になっていて、その成分はコラーゲン、エラスチン、糖タンパクなど多数の物質だ。特に収縮力の決めてはコラーゲンとエラスチン。皮膚の弾力を保つのにこの二つの組み合わせが欠かせないように肺でも活躍しているのだ。肺は開くとき正確には風船のように伸び縮みするのではなく、傘のように開いたり閉じたりする。このときピッタリ閉じると次に広げるときにエネルギーが必要になるため、閉じきらないところで膨らんだり、縮んだりして、効率よく働く。肺胞は毛細血管がシート状にとりまき、壁の役割をしている。

では息をして、入り込んだ病原菌や異物をどのように排除しているのだろうか。当然のことながら鼻から吸った空気は酸素だけでなく、ホコリや微生物も一緒に入り込んでくる。冬に猛威をふるうインフルエンザも鼻腔を通って体内に侵入していく。肺を守るためにまず鼻でこれらの異物をキャッチし、それらを追い出そうする。鼻にある鼻毛がホコリをキャッチし、侵入を防いでいる。通り抜けたホコリなどの異物は粘膜の表面にある繊毛がとらえ、のどのほうに送り出す。そして痰として身体の外に排出するしくみになっている。除去されなかった異物は気管支の粘液線から分泌される粘液がキャッチし、粘膜の繊毛がそれらを運搬し、やはり痰となって排出していく。もちろんそれでも侵入してきた異物は肺胞にあるマクロファージが食べて、退治してくれるのだ。

また私たちが呼吸しているのはいつも同じ温度ではない。冷たい空気や、暑い水蒸気を吸うこともある。赤ちゃんのミルクの温度に気を使う母親のように、肺に到達するまでに鼻の粘液が温度や湿度を調節して、肺に負担をかけないように守っているのだ。

私たちがおしゃべりをするときも呼吸が変わったりする。ゆっくり話したり、早く話したり、人によってリズムが変わったりもする。それを可能にしているのは、呼吸が調節できるからだ。意志の力でコントロールできるため、コミュニケーションにも役立っている。

血液を濾過する腎臓

腎臓を英語では「kidney」という。ではインゲン豆を英語では何というのだろうか。もうおわかりだろう。そう、「kidney beans」だ。狩猟をしていた時代、動物の腎臓の形を知っていて、インゲン豆を見つけたとき、「お、まるで腎臓のようだ」と思って「これこそ、腎臓豆だ」と言ったのではないか、と思われるが、事実はわからない。日本の医師の間でも腎臓は豆の形をしていることはよく知られている。その形はむしろそら豆のようであり、インゲン豆ではない、とこだわる人もいる。かつては豆をインゲン豆とそら豆に区別していなかったのかもしれない。

ギリシアの哲学者、ピタゴラスは「そら豆を食べるべからず」と語り、そら豆を嫌悪し、弟子には食べさせなかった。ピタゴラスの死は断食によるものであり、自らの死を選ぶことを望んだと言われている。当時のギリシアでは年を取ると断食によって死を選ぶ自由があったようだ。けれどピタゴラスに関しては豆畑に追い詰められて、入って逃げることができず殺されたという説も残っているほどだ。まるで命を捨ててもそら豆を嫌う自由を守りたい人間に思われるほど嫌っていたのだろう。さらに『ダビンチ・コード』で有名になったテンプル騎士団も「そら豆を有害な食品として禁じる」という食事規定があったという。これほど嫌われるのは、もしかしたらそら豆中毒のせいかもしれない。こうした理由などから、インゲン豆のほうが目にする機会が多く、インゲン豆が腎臓豆「kidney beans」と命名されたのかもしれない。

この腎臓は心臓と違い、人間は二つ持っ

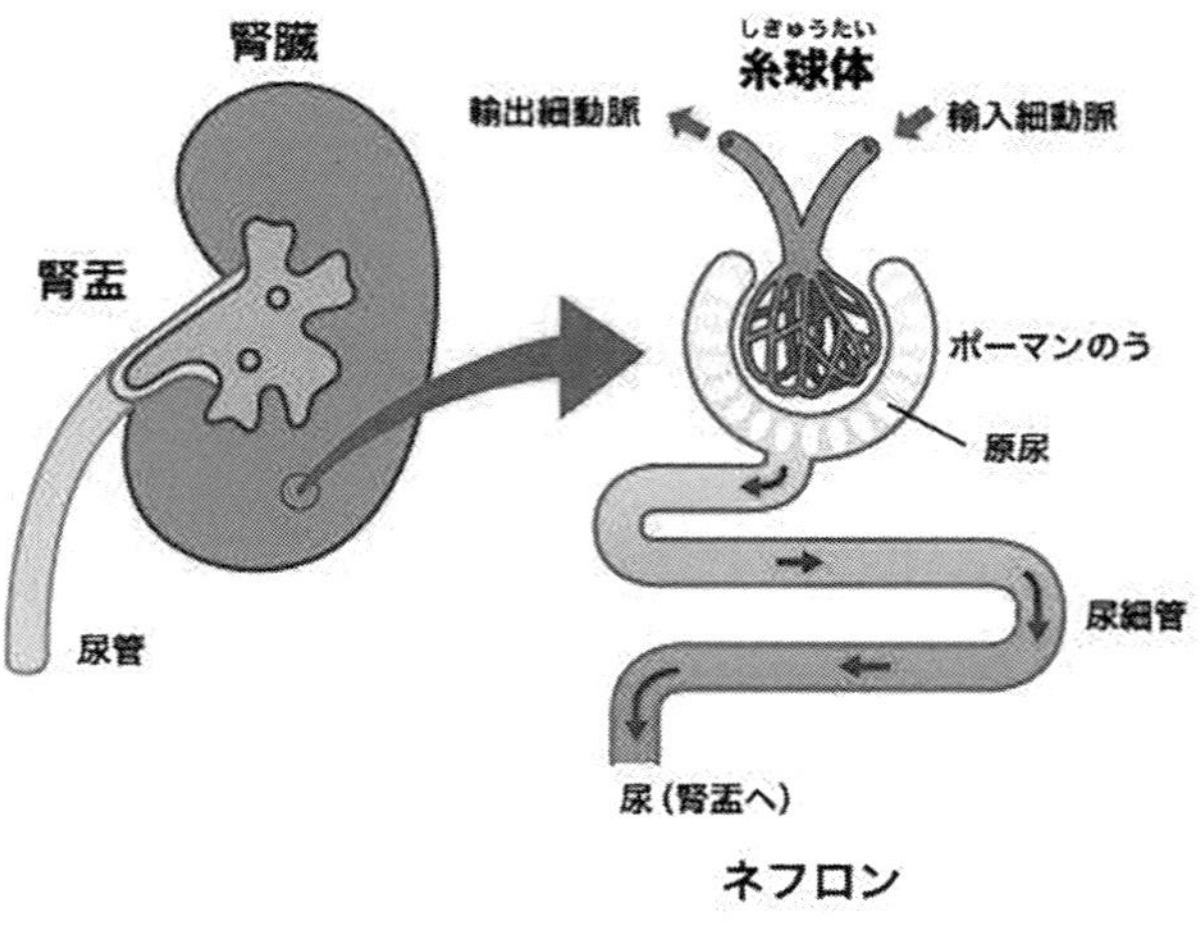

日本肝臓学会　腎不全　治療選択とその実際　2014 年版より作図

ている。そのため、片方を失っても機能が維持されるので、移植に活用されている。腎臓の場所は腹部というより背中のほうにある。重さは左右それぞれ一三〇グラムほど。脳や肝臓に比べてとても軽い臓器だ。ところがこれほど小さくても臓器は非常に精密に作られている。その複雑さは脳につぐほどだ。皮質と髄質のなかで、尿細管と糸球体が配列されていて、その細胞の種類は一五種類。腎臓全体では二〇種類以上の細胞によって構成されている。糸球体は左右合わせて二〇〇万個ほど。これらが腎臓皮質のなかにある。この糸球体がフィルターの役割をし、血液を濾過している。必要なものは血液に戻され、不要なものは尿として尿細管に送り込んでいる。一日に濾過する血液の量は一トン半。その大半は血液に戻されて、一％ほどが尿になるしくみだ。働く単位はネフロン（腎単位）と呼ばれている。その数は左右合わせて約二〇〇万個あり、糸球体とそれを取り囲むボーマン嚢で構成されているユニットである。ところがこの数がすべて働いているわけではない。一〇～二〇個くらいが、交替で働いて補いあっているのである。

さらに腎臓は体内の水分バランスをとっている。尿細管細胞では側底にあるナトリウムポンプの力を利用してナトリウムイオンを吸収することによって、バランスを調節するしくみだ。このことによって、尿の濃さが変化する。夏などの暑いシーズンやスポーツで汗をかいたときなど、体内から水分が失われるときは尿を濃くして、少しだけの排出に抑えている。また冬などの寒いシーズンや水分を多くとったときなどは、薄い尿を排出して、水分バランスをとっているのだ。このバランスが崩れると、浮腫の原因になったりする。肝臓のところでも述べたが、お酒を飲みすぎると、顔が浮腫んでまぶたが重くなったりする。この理由はアルコールによって血液が粘着質になり、どろどろしてしまうからだ。そうすると濾過がうまくいかず、体内に水分がとどまってしまう。やはり飲み過ぎは腎臓にもよくないようだ。腎臓の水分コントロールの働きは、心臓のところでもふれたように、血圧の調節もしている。小さいのに役に立つ臓器である。

それだけではない。腎臓はホルモンを製造しているのだ。その一つがエリスロポエチン。このホルモンは血液中の赤血球が増えていくのをサポートしている。赤血球が少なくなると貧血の原因になるため、このホルモンが活躍しているのだ。また、ビタミンDをつくり、カルシウムの吸収を助けることで骨を丈夫にしていくことでも知られている。体内にあるビタミンDを活性型ビタミンDに変えるため、吸収しやすくなるのである。

海から陸に上がってきた私たち。腎臓も同じように進化して精巧になってきている。この腎臓は厚い皮膜で覆われていて、圧力のコントロールをしている。腎臓のさまざまな働きが理解されるようになってきたのは光学顕微鏡と電子顕微鏡の開発があったからだ。濾過をおこなう糸球体系締壁は①足細胞の足突起②糸球体基底膜③内皮細胞の三層でできており、どれもがタンパク質を通さないフィルターになっている。ではどれが主役なのか、という論争が起こったが、実験の内容により結論は違っていた。どうやら、三層すべてに意味があるらしい。身体のなかには必要なものしか残っていないというのも頷ける。

身体を支える骨

私たちが住む木造の家には柱があり、ビルには鉄骨が組まれて倒れないようにしている。重さを支えるのに硬い骨格は欠かせない。人体も同じである。私たち人間が二足歩行をし、立つことができるのも骨があるからだ。もちろん海で泳ぐ魚にだって骨はある。ディズニー映画の『ニモ』のようにしなやかに泳ぐための筋肉を支えている。大きな魚から逃げたりするときは必死なはずだ。ニモのように魚が冒険したかったのかどうかわからない。けれど意志によって地上に出て、両生類、爬虫類、哺乳類と進化し、私たちのような骨を獲得することに成功したのである。

進化によって二足歩行をすることにより、脊髄と頭蓋は変化していく。四足歩行だったときは、脊髄のところを中心にハンガーがかかっているような感じで、臓器が下がっている。この安定が崩れて、カーブになった背骨になり、後頭部の発達が可能になっていく。生まれたばかりの赤ちゃんの骨の数は三五〇個。ところが大人になると二〇六個に減ってしまう。これは分かれていたものが繋がって、一つの骨になっていくため、数が減るのである。

頭蓋骨は脳を守るための大切な役割がある。けれど、頭が重すぎては身体の骨に負担がかかってしまう。そのため、前頭骨、蝶形骨、上顎骨、篩骨は中が空洞になっていて空気を含むため、含気骨と呼ばれている。それぞれの空洞は鼻腔につながっており、炎症が起こると鼻腔に入り込んでしまいやすいため、副鼻腔炎になってしまうことがある。慢性的に副鼻腔炎になる人は、構造上の問題で仕方がない。けれど悪いことだけではなく、いいこともある。声帯で作り出した声を共鳴させる役割もしているため、美しい声を保つのに必要な空気を骨に保持しているという。声帯だけではロボットのような音声になってしまうらしい。音が空気の振動であることを考えると、空洞が空気の振動に影響し、声が美しくなることも頷ける話だ。

腕や足を形成する腸骨は骨膜という膜に覆われていて骨質、骨髄と奥に向かっていく。また海綿質の小柱骨の間も骨髄で満たされている。この骨髄ではなんと血液まで作っている。酸素や二酸化炭素を運ぶ赤血球と、病原菌とたたかう白血球、血液の凝固を助ける血小板。小児のうちは赤色骨髄であるが、成人になると黄色に変化し、だんだんこの造血機能が衰えていく。黄色に変わるのは脂肪に置換されてしまうからららしい。また骨が成長するのは骨幹端と骨端の間に骨端軟骨があるからだ。成長期のうちは軟骨であるが、年齢とともに骨化して成長は止まってしまうという。年齢とともに骨は変化していく。

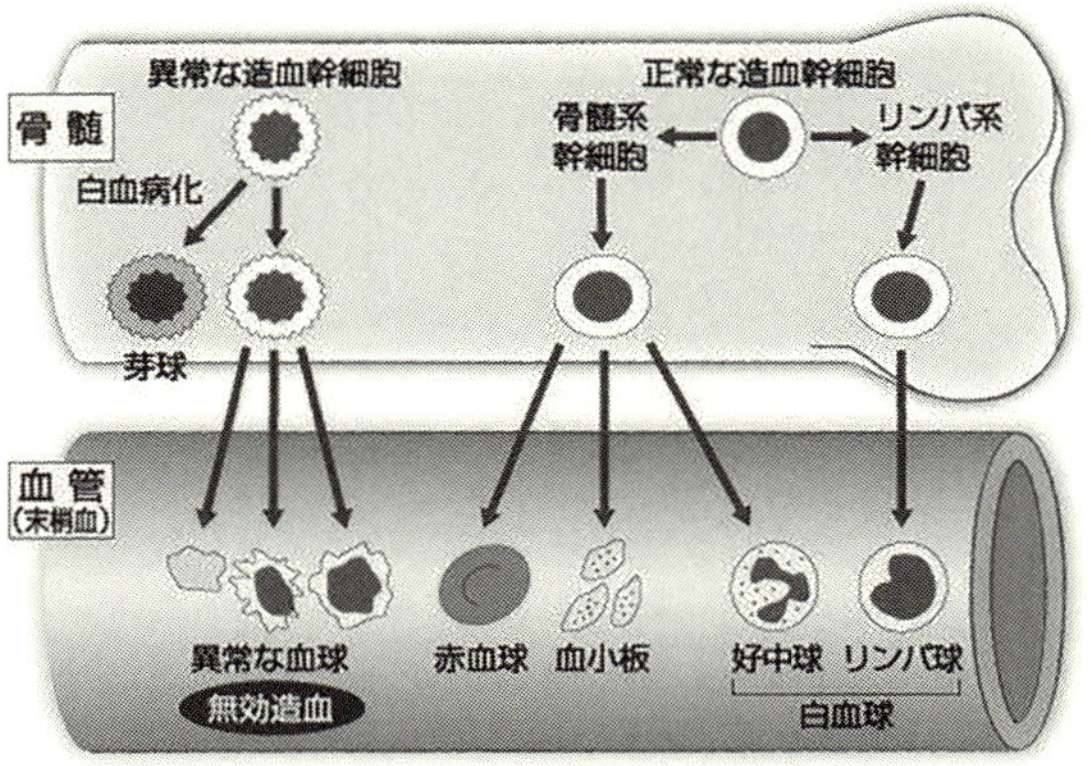

さらに最近の医学では、いろいろなことがわかってきた。骨については骨格としての意味だけでなく、すべての健康にも関与していることが明らかになってきたのである。骨の細胞は骨を溶かす「破骨細胞」、骨をつくる「骨芽細胞」、これらをコントロールする「骨細胞」の三種類。これらが協力し合って、骨の新陳代謝を促している。骨細胞は骨のなかに埋まっている。東京医科歯科大学の中島友紀助教（現教授）により、骨細胞の単離が成功し、骨の司令塔であることが明らかになってきた。さらに骨はさまざまな物質を分泌していて、健康に役立っている。骨細胞から分泌されるＦＧＦ23は腎臓でリン酸やカルシウムの再吸収にかかわっているという。また、骨芽細胞がつくるタンパク質オステオカルシンは膵臓のベータ細胞に働きかけて、インシュリンの分泌量を調節する。

さらに北海道大学の佐藤真理助教によるマウスの実験で、骨細胞の働きを止めたところ、筋肉が衰え、歩行ができなくなっていった。さらに肝臓に脂肪が集中し、脂肪肝になるし、免疫機能も衰えて白血球が四分の一まで減少し、免疫細胞であるＢ細胞、Ｔ細胞の数も減っていく。さらにリンパまで萎縮していることも明らかになった。

マウスは骨細胞が働かないだけで、老化が進み、病原菌に感染しやすくなるのである。つまり身体が若々しくあるためには丈夫な骨が必要であるということだ。実際に米国エール大学で、閉経後三年以内の五〇歳前後の女性を対象に骨密度と顔、首の筋肉を比較する研究がなされた。結果は骨密度が低いひとのほうが、シワやたるみが多く、骨が丈夫な人のほうが肌のハリがあったという。つまり骨は美容まで左右するのである。

この骨を丈夫にするのに欠かせないのが女性ホルモン。閉経後の女性の骨密度が下がり、骨粗鬆症になりやすいのは女性ホルモンを分泌する力が減るからだ。五五歳で男性と同じくらいになり、六〇歳を過ぎると男性よりも女性ホルモンが少なくなってしまう。そのため、男性のほうが骨粗鬆症になりにくいのである。でも年齢だと諦めないで。女性ホルモンも骨も常に生まれ変わっている。食事や生活、心の変化で若返ることも可能だという。

コラム

桃太郎と桃のはなし

おばあさんが川へ洗濯に行ったときに、流れてきた桃の実。とっても大きいので拾ってきて、割ってみました。そこから出てきたのはなんと男の子の赤ちゃんです。おじいさんとおばあさんは桃太郎と名づけて、立派な男の子に育てます。桃太郎が大きくなったとき、おばあさんにきび団子を作ってもらい、鬼退治に行きます。そこでおともにしたのは犬、猿、雉《きじ》。無事に鬼を退治して、金銀のご褒美を持って帰ってきました。

では桃太郎が生まれたのはなぜ、桃だったのでしょう。日本の古事記でも桃の話が出てきます。イザナギノミコトが黄泉の国から逃げると鬼が追ってきます。そこで桃の実を三つ投げると鬼は退散していきました。助かったイザナギは桃に「お前が私を助けてくれたように葦原中国《あしはらのなかつくに》に住むあらゆる人々が苦しみ憂え悩むときに、助けてやってくれ」と告げ、桃に「意富加牟豆美の命《おほかむづみのみこと》」と名づけたということです。中国の歴史でも桃は聖なる木として重宝され、魔除けのシンボルでした。三国志でも桃の木を切ると祟りがあると恐れて、誰も切らなかったことがありました。曹爽が自ら桃の木を切り、「祟りは私にかかったから大丈夫」と言って安心させたそうです。そういえばお雛様も桃の節句ですね。

この桃の実はさらに割ると中から桃仁が出てきます。桃仁は婦人病に効果があるという言い伝えがあります。桃の種を割って食べていたら、赤ちゃんができた人もいたとか。その喩え話が桃太郎なのかもしれませんね。ではおともはなぜ犬、猿、雉だったのでしょう。狼や虎のほうが強そうですよね。この理由は陰陽五行にあります。古来中国の言い伝えでは、鬼は丑寅の方角からやってきます。そこで裏鬼門にあたるのが、申、酉、犬。これならつじつまが合いますね。ちなみに鬼の角は牛の角であり、パンツは虎の皮。ちょうど鬼門に一致しています。

さらにきび団子の黍《きび》は『黄帝内経』では金であるとか。とても考えられた物語なんですね。

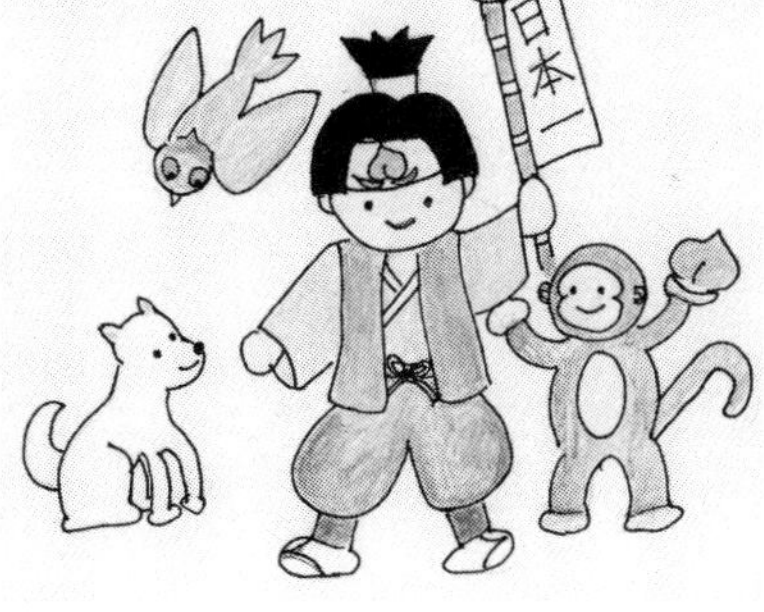

第二章　身体を支える内分泌と血液

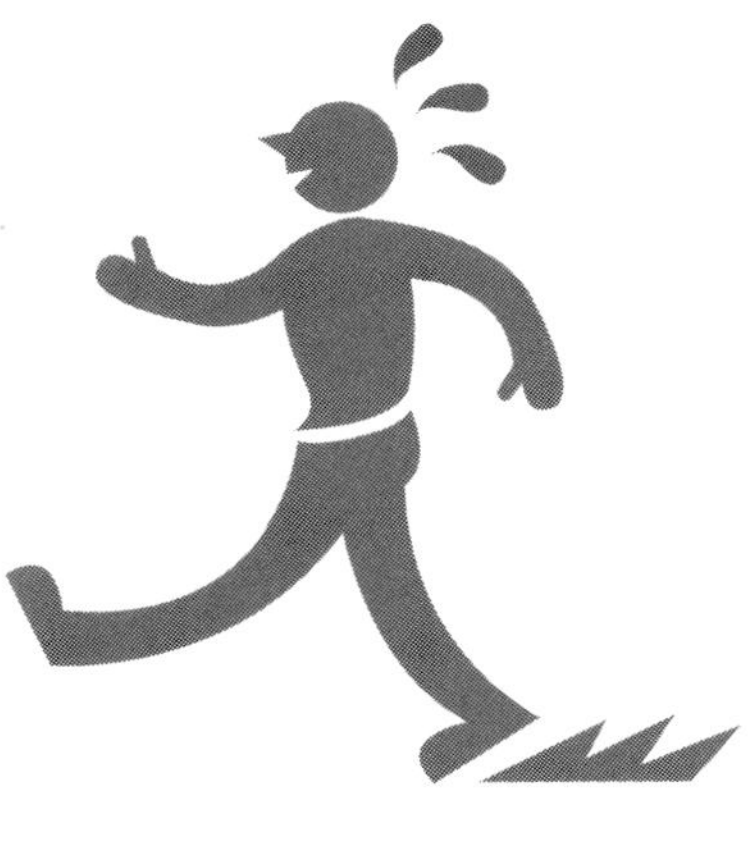

血液が流れる血管のはなし

私たちの生命に欠かせない酸素や栄養分を届けているのは血液である。けれど、その働きを支えているのは血管だ。「人は血管から老いる」とよく言われている。血管の老化は脳梗塞や心筋梗塞、狭心症など病気の原因になるため、このように語られるのだろう。さてこの血管、長さにして一〇万キロ。ざっと地球を二周半するほどである。貯水池から出てくる水道管のように全身に血液を届けるのがこの血管の役割だ。

水道管は自然と伸びないので、増結工事が必要であるが、血管は大人になるまで、成長に合わせて伸びていく。ある段階で、血管もストップするようなしくみになっているのだが、がん細胞の研究が進むにつれて、がんが血管を伸ばすことが知られることとなった。血管が成長するのは妊娠期にも起こる。それに生理がある女性も子宮で血管が伸び、破綻することによって生理は起こる。他の細胞では見られない現象だ。つまり必要が生じたときに血管は伸びていき、身体のしくみを保っている。成長がストップしてしまったかのように見える場所でも、がん細胞が血管を成長させるので、血管はどこにいても伸ばす準備をしていることがわかってきた。

がん細胞が生きるためには酸素の供給が必要である。がん細胞が「私、栄養が足りなくて飢え死にしそうなの」という訴えを誰かに伝えようとする。それが血管新生因子である。この因子はポリペプチド成長因子、アンジオジェニン、ヘパリンなどの多糖類、プロスタグランジン、ニコチンアミド、銅イオンなど実にさまざまだ。がん細胞によって作り出された血管新生因子は「今細胞が死にそうなの。すぐに来てほしいの」と伝達する。そうすると血管が「それは大変ね。今すぐ助けにいくわ」と支援に向かう。そこで血管を伸ばし、栄養を補給するしくみである。

がん細胞を助けなくてもいいのではないか、という人も多いだろう。けれど多くの人が誤解をしているのはがん細胞が人を殺していると思っていることだ。人はがん細胞で死ぬのではなく、がん細胞に犯された臓器が機能不全に陥り死亡するのだ。それは地球という惑星を人間が破壊し、森林や海を汚染し、さまざまな生命を殺戮したとしても、人間によって大地が滅びるのではなく、人間が大地の再生産機能を不能にすることによってである。自然界から見て悪事を働く人間にも食糧と空気を供給する。「あなたがた人間はなぜ知性をそのような形で、バランスを壊す方向に使ってしまうの。私は苦しい。でも人間は大地が生み出した私の子ども。だからいつか気づいてくれることを信じている。それまで待つわ」と思ってくれているかのように寛大である。おそらく人体のメカニズムは大地と同じようにがん細胞も活かすことを選択しているのかもしれない。血管に慈悲深さを感じるのは私だけかもしれないが。がんについては別の項目で書くためこの辺にしておこう。

血管は「動脈」「静脈」「毛細血管」の三種類。動脈は三層からなっていて、内側から内膜、中膜、外膜となっている。内膜の表面は内皮細胞に覆われている。血管内皮細胞が整然と並んで、血液と直接接しながら、その流れを支えている。中膜は弾性繊維と平滑筋から成り立っている。弾性繊維の中心はエラスチンとコラーゲン。エラスチンはゴムのように伸縮し、コラーゲンをつなぎ合わせており、美容でもよく知られた成分だ。コラーゲンは復元力があり、血管のなかで変化する圧力に対応している。肌と同じようにエ

■動脈と静脈

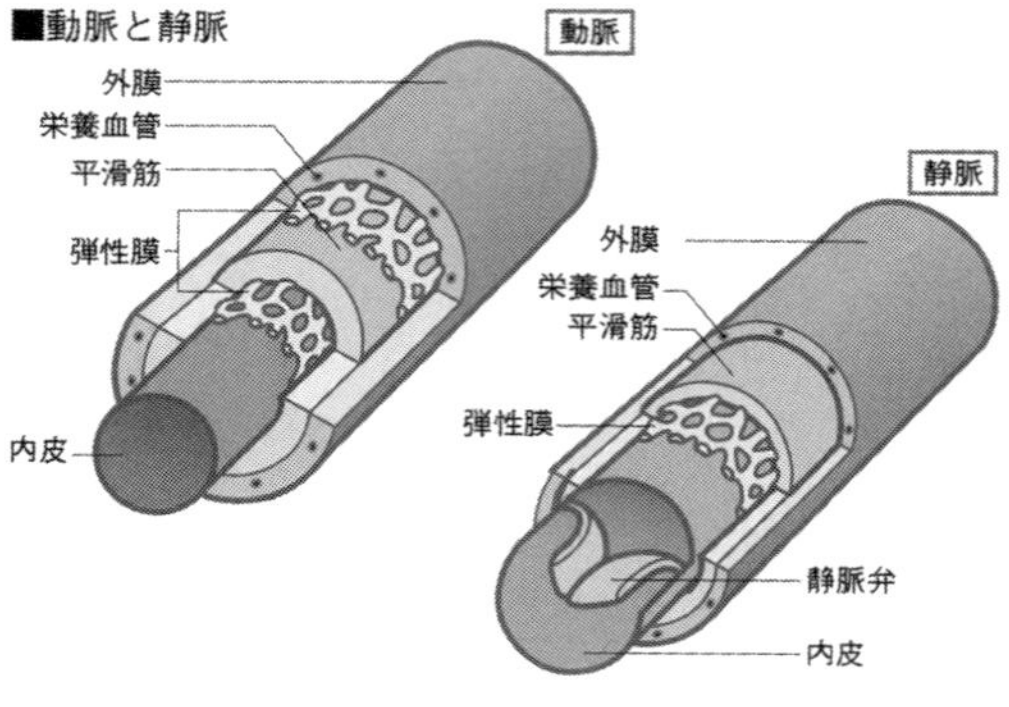

ラスチンやコラーゲンが減ってくると弾力も少しずつ失われていく。肌の状態は内蔵の状態を推し量るバロメータでもあるから、肌の弾力がなくなってきたと思ったら、血管でも同じような状態になっている可能性が高いため、食事などを工夫するといいだろう。この外側にある外膜は結合組織でできている。静脈も基本的に動脈と同じ構造であるが、動脈より圧力がかからないため、動脈より中膜が薄くなっている。また逆流を防ぐために弁があるのも動脈と違う点だ。弁の力が弱まるとむくむことがあり、ひどい場合は静脈瘤ができたりする。また運動をすると酸素と二酸化炭素、栄養と老廃物の交換が活発になるため、血流が三〇倍ほど増えたりする。それを調節するのも血管の役割である。血圧をほどよくコントロールするように太さを調節しているのだ。

そして毛細血管。末梢の動脈と静脈を結ぶ役目を果たしている。ここで酸素と二酸化炭素を交換したり、栄養素と老廃物を交換したりする。構造はシンプルで、内皮細胞のみ。この内皮細胞を薄い皮膜が覆っていて、この膜を通して血液と細胞の交流が行われるしくみだ。血管の九〇％以上をしめ、その太さはなんと髪の毛の一〇分の一。二〇代に比べると六〇代、七〇代は四割も減ってしまうと言われている毛細血管。耳たぶを揉むだけでも増やすことができるとか。

さらに。かさぶたの原理を活用して、航空機の機体が傷ついて、燃料漏れをすることを防ごうと、技術応用が検討されている。このプロジェクトを率いているのは航空学イアン・ポンド博士だ。彼は「われわれの開発しているシステムは修復成分をガラス繊維に含ませるだけでなく、動物や植物に見られる循環系のように、構造に完全に統合された血管状のネットワークの中をめぐらせるというものもある」と語っている。人体の知恵がテクノロジーに応用される日は近いかもしれない。

エネルギーの源である血液のはなし

転んだり、切ったりして出血すると血液はかさぶたをつくり、やがてこのかさぶたがとれて、自然と治っていく。ところが大量の出血は命を失ってしまう。血液から酸素が供給されなくなると、体は低酸素状態となり、機能がストップしてしまう。脳のような中枢神経では五分以上低酸素状態が続くだけで脳死となり、指令系統が破壊されてしまう。つまり血液は人間の命を左右するほどの重要な役割を担っているということになる。血液は血球と血漿に分離することができる。血球の成分は、赤血球と白血球と血小板。一ccのなかで赤血球は四〇〇〜五〇〇万個、白血球は四〇〇〇〜九〇〇〇個、血小板は一三〜一四万個ほどあるから、すごい数である。血漿は九〇%の水分とアルブミン、グロブリンなどのタンパク質と糖質、脂質、塩類などの電解質でできており、淡黄色の液体だ。

　では血液の働きを見てみよう。まず赤血球。その名のとおり赤い色をしているのはヘモグロビンがあるからだ。このヘモグロビンが酸素を運び、二酸化炭素を回収する。この仕事をするためにはヘモグロビンの中のヘム鉄が2価である必要があり、シアン化合物中では3価になるため、酸素が運べなくなってしまう。青酸カリ

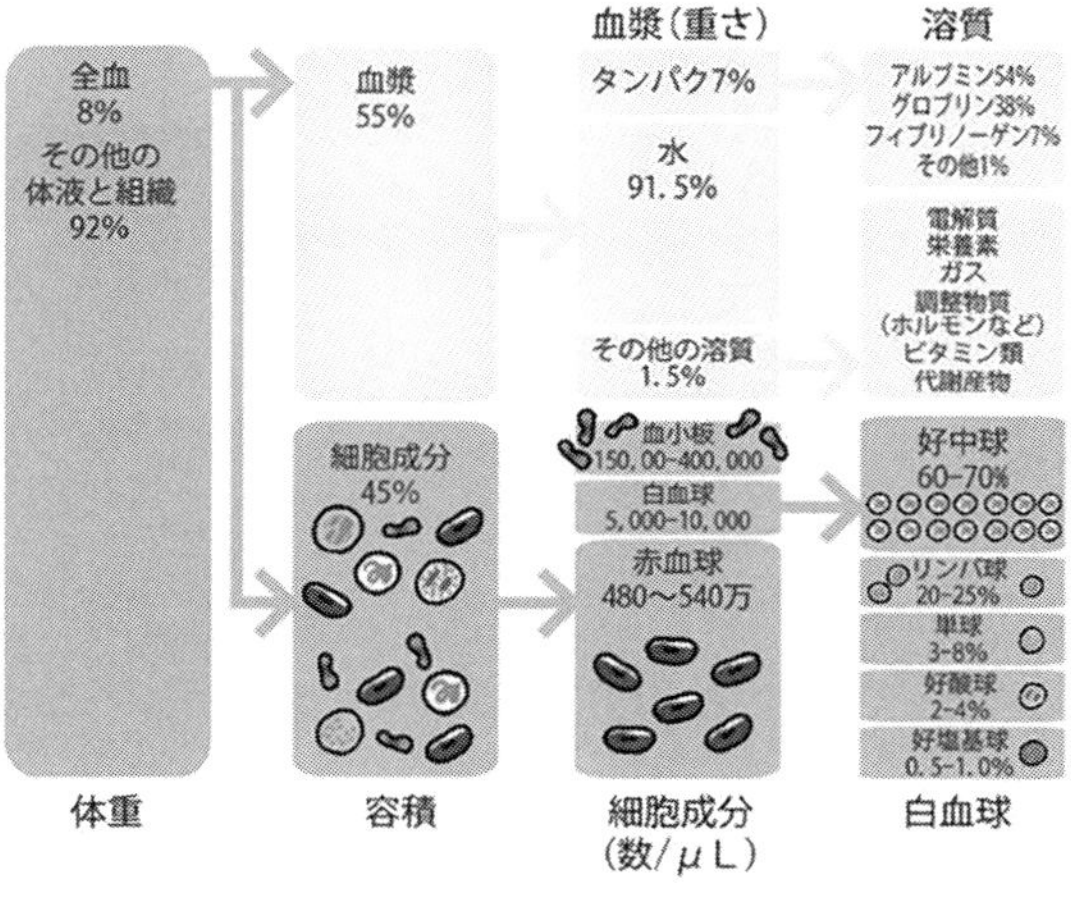

で死亡するのは、胃酸の塩酸に反応し、青酸ガスが発生するため、そのガスによって酸素との結合が妨げられるからだ。青酸ガスにより、細胞に必要な酸素が運ばれなくなり、細胞死に至るのである。赤血球は一二〇日間、二八〇キロをかけ巡り、肝臓や脾臓で、その生涯を閉じていく。一生の間に休むこともなく、ひたすら酸素を届け、二酸化炭素を回収する。私たち人間のように「あそこに可愛い猫がいる」だとか「あ、バーゲンで安くなっている」と言っては目的と違うことに目をくれることはしない。なぜなら、人体を生かす使命があり、その任務は重大であるからだ。

次に白血球。それぞれは透明だけれど、集団になると白っぽく見えるので、白血球と呼ばれている。外部から侵入した細菌やウイルスと戦うことが仕事で、いわば兵士である。白血球は好中球、リンパ球、単球、好酸球、好塩基球の五種類がチームになって働く集団だ。このチームは顆粒球の好中球、好酸球、好塩基球と無顆粒球のリンパ球、単球に分かれており、主に顆粒球は細菌に対応する。好中球は大食いのマクロファージと一緒に細菌などを食べて、侵入を防いでいる。好中球は変幻自在に形を変化させながら、血管を自由に出入りすることもでき、頼もしい存在だ。この好中球は細菌をやっつけたら、自らも死ぬ宿命で、死体の処理もマクロファージがおこなっている。ケガをしたときに出る白い膿。汚いと思われているが、命をかけて私たちの身体を守ってくれた栄誉の残骸なのである。好酸球は細菌よりも大きな寄生虫と花粉が担当。寄生虫がいなくなった現代は、花粉を追い出そうとすることでアレルギーをひき起こしてしまうようだ。アレルギー反応を起こしたときに増えていることがわかっている。好塩基球はヒスタミンを放出させる作用があり、好中球や好酸球を炎症のあるところに向かわせる物質を作り出している。

無顆粒球であるリンパ球はB細胞とT細胞があり、免疫機構の中心的な役割をしている。詳しくは別の項目で述べるが、細菌などの大きいものから発見されずに忍び込んだウイルスは、リンパ球によってその活動を妨害されていく。B細胞は免疫グロブリンを産生し、抗体を作っていく。T細胞はウイルスに感染した細胞を破壊し、ウイルスが自らをコピーして増殖活動していくことにストップをかけてくれる。また、単球は遊走したり、不要な物を食べたり、くっついたりする力がある。血液中では他の仲間が活躍してくれるので、ここでは補佐役だ。スポーツに例えるなら、ベンチで待機している補欠のような存在である。単球は血管の外に出るとマクロファージに変化して、ここで外敵を食べてくれるのだ。

そして、血小板。骨の項目でも述べたが、血液が作られるのは骨髄で、この血小板も骨髄から作られている。血小板はとても小さいけれど、その役割は重大だ。血管の修理のために血管近くを流れながら、いつでも出動できる体制をとっている。ケガをしたときにできるかさぶた。このかさぶたがとれて、皮膚も血管も元通りの姿にもどってしまう。このかさぶたは血小板の塊だ。壊れた血管を修復するために血管の外に飛び出して、この穴を埋めてくれる。血液から出た血小板の命は約一〇日。つまり命をかけて血管を修復しているということだ。もしかしたら「大変だ。血管が壊れて血液が流れ出ているわ。誰か助けないと」「よしわかった。僕が行く」「でも君はまだ若い。修復に行ったら、二度と帰って来られないのだよ。そこはわたしに任せておけ」「いや、僕も血管を守りたい」「そうか。では一緒に守ろう」と決意してかさぶたになったのかもしれない。

ところで人間が賢くなったのは脳が大きくなったから、と思っていたが、どうやら脳に流れる血液の量が増えたことが大きいらしい。オーストラリア・アデレード大学のシーモア博士のチームの調査により、約三〇〇万年の間に人類の脳の容量は約三五〇％大きくなったが、動脈の太さの変化の方がそれを上回り、脳への血液の量は約六〇〇％も増加したことがわかった。彼は「脳の代謝が活性化されると、より多くの血液を必要とするため、どんどん動脈が太くなりました。血流が増えたおかげで神経細胞間の連絡が密接になり、複雑な思考や学習ができるようになったと考えられます」とコメント。血液は知性にも貢献しているのだ。

身体を浄化するリンパ

顔がむくんだり、足がむくんだりした人が、最初に試すことはマッサージだという。仕事で立っていることが多い人は特に足がむくんでしまいがち。水分が滞る原因の一つはリンパの流れが悪いことである。誰でも聞いたことのあるリンパという言葉。英語では「lymph」、フランス語では「lymphe」と書き、その由来はラテン語の「lympha」で、ギリシャ語の「nymphe」が語源である。「nymphe」は、ギリシャ神話で森や泉を守る美しい乙女の姿をした精霊のことを意味している。「nymphe」のイメージが「きれいで透明な水」、「泉から湧き出る澄んだ水」であることから、リンパのイメージにピッタリだったのだろう。だからリンパには澄んだ水、浄化の意味が込められている。ちなみに欧米では「リンファ」と発音し、「リンパ」では通じない。江戸時代にオランダから「リュンパ」と伝えられて「リンパ」になったらしい。

さてこのリンパは人体でどのような働きをしているのだろうか。その一つは排泄作用だ。リンパ液は毛細血管からしみ出した血漿が入り込んだものである。そのため、血管のあるところにそってリンパ管があると言ってもいいほど密接な関係である。毛細リンパ管から始まり、リンパ管を流れて静脈に合流する。管のなかには弁があり、一方通行にしか流れないため、半環状になっている。血液が老廃物を静脈に流す働きがあるけれど、その量が調節されているため、もれてしまった老廃物をリンパ管が拾ってくれるのだ。

リンパ液は血清と比較すると分子量の低いアルブミンの比率が多いため、さらさらしていて、血清ほど粘性がない。そのため、心臓というポンプがなくても流れていく。リンパ

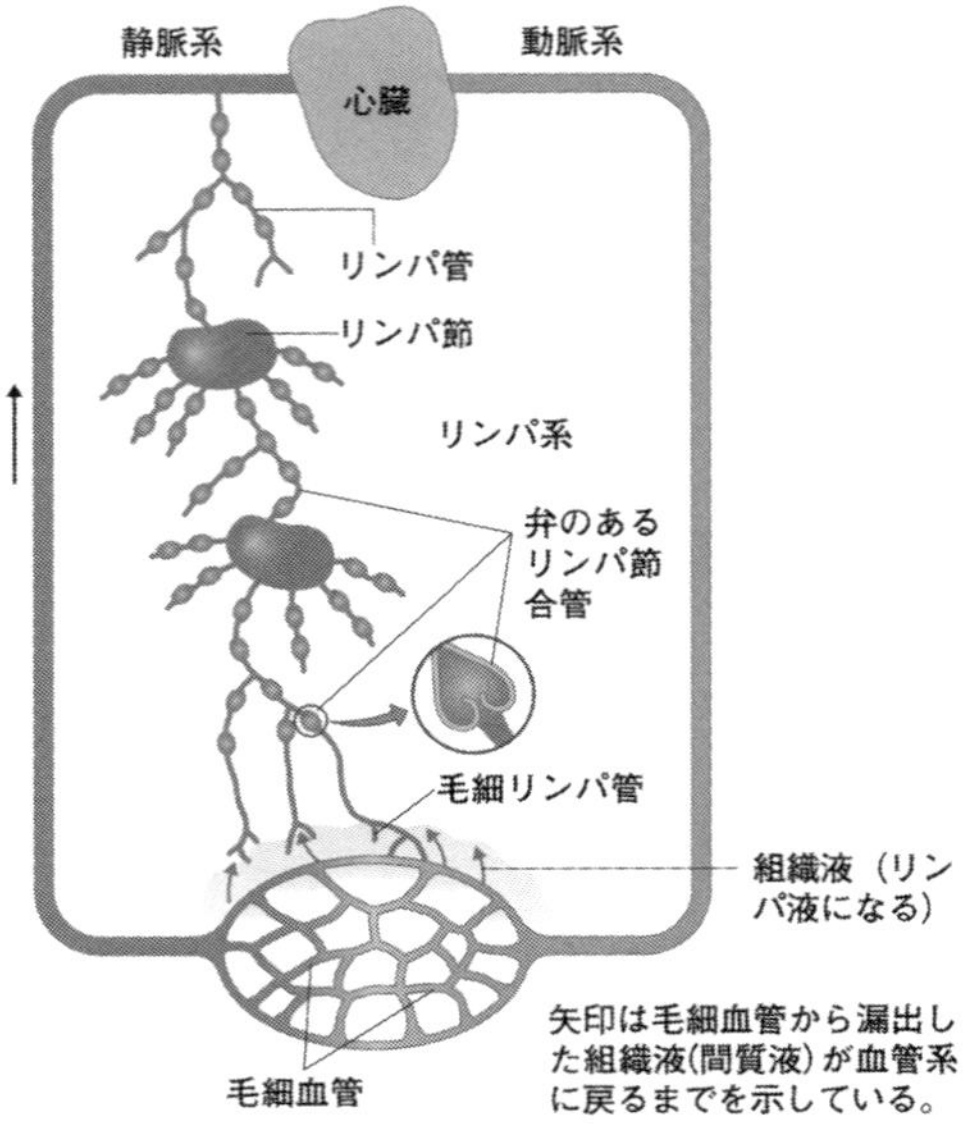

矢印は毛細血管から漏出した組織液（間質液）が血管系に戻るまでを示している。

管の内皮細胞の外側には係留フィラメントという多数の細い繊維が出て、内皮細胞を固定化している。間質内に液体が溜まると、圧力が上がり、フィラメントが内皮細胞をひっぱるのだ。それから毛細リンパ管壁の内皮細胞が広がり、間質液が流れ込んでくる。そうすると毛細リンパ管の内圧が上昇し、毛細リンパ管が集まることによって、少し太いリンパ管に変化する。そこで平滑筋が現れるのだ。この平滑筋の自発的な運動がポンプの役割を果たし、リンパ液が流れるしくみになっている。リンパ管の内皮細胞は一酸化窒素（NO）を産生する酵素タンパクを作り出している。なぜ一酸化窒素を産生するのかというと、平滑筋の拡張、収縮をコントロールするためだ。ちなみに脳にはリンパ管がなく、髄液が存在する。

リンパのもう一つの役割は免疫機能。リンパ管を流れている液のなかには血漿から入り込んだリンパ球があり、これが細菌やウイルスと戦って、生体を守っているのである。特にリンパ腺とも呼ばれているリンパ節はリンパ管が集まって球状になっている箇所で、全身に約八〇〇個ある。首の周りや脇の下、ものつけ根に多く存在する。ここで病原菌や毒素、老廃物などを濾過する働きやリンパ球を成熟させる役割を担っているのだ。リンパ球には細菌やウイルスの性質を記憶するため、同じ病原菌が再侵入しようとすると、必要な抗体を作り出すことができる。もちろんリンパ球には寿命がある。けれどこの記憶がなくなることはない。新しく作られるリンパ球にも引き継がれて、正確に機能するようなシステムになっているのだ。

リンパ液は体温が上昇すると流れがよくなっていく。平滑筋の活動が活発になることと、リンパ管が拡張することによる。お風呂に入ると浮腫がとれるのは体温上昇により、リンパ液の流れがよくなるからである。このリンパ管は脊椎動物が誕生し、毛細血管で栄養と老廃物の交換をおこなうようになってから作られた組織で、魚類まで遡る。血管から漏れたものがリンパとなって発達し、効率よく回収するため、リンパ管が発達したのである。ちなみに両生類や爬虫類は熱を自分で産生できずに、太陽熱で体温を維持する変温動物だ。リンパ液によって体温を調節する必要があり、リンパ心臓を持っている。哺乳類は熱を作り出すシステムがあり、血管系から独立した、リンパ管系へと進化させていくことになる。

ちなみにリンパ球はがん細胞とも戦っていて増殖させないようにしているのだけれど、リンパを通じて転移することが知られている。がん細胞が何げにリンパ管に入るのではなく、積極的にリンパ管を誘導し、血管と同じように新生させていることがわかってきた。このメカニズムが解明されたことによって、転移を阻む医療が確立されることに期待がかかっている。

若々しさを保つホルモン

ホルモンというと焼肉屋のホルモン焼きを連想してしまう人も多いだろう。ホルモン焼きの材料は内蔵。大阪の洋食屋「北極星」が捨てるもん《ほるもの》であった内蔵を使ったときに「ホルモン煮」として売り出し、昭和一五年に商標登録したところから始まると言われている。それでは人体のホルモンと関係ないじゃないか、と思うかもしれない。ところがそこは大阪のセンス。日本人の高峰譲吉が一九〇一年に「アドレナリン」を発見したのを発端に、内蔵から分泌されるホルモンが、次々と発見されるようになっていく。もちろんホルモンの分泌は内蔵だけが担っているのではない。けれど当時はそのように考えられていて、精力がつく内臓肉と元気を出すホルモンをひっかけてネーミングしたという。

ホルモンは簡単にイメージすると、私たちが生活しているときにスポーツをして汗をかいたり、ライブに行って、音の世界に入ったりしてしまうような、日々の生活の刺激になる物質である。人体の中の興奮剤とでもいったもいいだろう。なんとその数は一〇〇種類以上。それぞれがいろいろな役割を持っているけれど、すべてのホルモンが若々しさと密接な関係をしている。そのなかでも脳下垂体から分泌される成長ホルモンは若さの鍵を握る重要な物質だ。では成長ホルモンとはどんな働きをするのであろうか。

その前に確認しておきたいことがある。人間が二足歩行するに欠かせないのが足の親指がまっすぐであることだ。親指をバネにして歩き、跳躍する。ところがサルの親指は違う。木につかまることができるように親指が内側に曲がっているのだ。サルの胎児は途中まで、人間のように親指がまっすぐであるけれど、その後曲がってから産まれる。つまり、人間より成長しているのだ。だから成長ホルモンは、人間にとっては過剰でもいけないらしい。

成長ホルモンはそのホルモンを抑制する力と協力し合って、健康を維持している。成長ホルモンが過剰に分泌される病気に先端肥大症というのがある。身長が伸びるだけではなく、手の平や足、顔の顎や鼻などが大きくなる。そのため、ゴリラの容姿に似てくることがある。おそらく人間のほうが成長ホルモンを抑制する力が働いているせいであろう。さらに成長ホルモンは肝臓に作用して、IGF—1を分泌させる。このIGF—1は筋肉や骨を成長させるのであるが、がん細胞があった場合、細胞分裂を促すため、がん細胞まで増やしてしまう。逆に成長ホルモンが分泌されても受容体に異常があって、成長ホルモンの効果が出にくい人は、身長が低いけれど、がん細胞が増えにくいため、長寿であるという。

成長ホルモンが働かなくても長寿であるなら、なぜ若返りホルモンとして注目されているのであろうか。その働きは骨のところでも書いているが、骨の成長を促すこと。骨端線に働きかけると、破骨細胞《はこつさいぼう》が骨を溶かし、カルシウムやコラーゲンを分解する。それから骨芽細胞が現れて、コラーゲンで基礎を作る。さらにカルシウムが付着することで骨が成長するのである。

それだけではない。女性のバストアップにも効果がある。バストのなかに存在するラクトゲン受容体へ成長ホルモンが働きかけ、バストの成長が促進されるという。そのため、ラクトゲン受容体が正常であれば、成長ホル

成長ホルモンの役割

0〜20代	●身長を伸ばす。胸が大きくなる。 学力を向上し、明るくなる
30〜50代	●ホルモンバランスを整える ●肌にハリが出て美肌になる ●内臓脂肪が減少し、若々しい体型になる
60〜70代	●値を改善する ●小じわ、シミが取れて肌に若さが蘇る ●スタミナが出て社交的になる ●ボケや物忘れを予防改善する

モンによってバストも発達する。この受容体が少ない人はあまり期待できないようであるが。

朗報は男性にもある。筋肉トレーニングをおこなってから一五分後くらいすると、脳下垂体から成長ホルモンが分泌され、遺伝子に働きかけてタンパク質を合成する。その結果、トレーニング終了後、二時間ほどで、筋肉の再合成が行われるという。成長ホルモンは脂肪細胞を燃焼しやすくするため、引き締まった身体には欠かせないホルモンだ。成長期の一五歳〜二〇歳が分泌のピークで、その後は減っていく。四〇歳で二〇歳の四〇%に減り、八〇歳を超えるとたったの五%になってしまう。一九九〇年にアメリカのダニエル・ルドマン医師が六一歳〜八一歳の男性に成長ホルモンを投与したところ、体脂肪の低下、筋肉量の増加、血中コレステロールの低下が確認されたという。その結果を受けて日本でも成長ホルモンによるアンチエイジングをおこなっている医師が増えてきている。肌や髪にも効果があるという。

男の自信を作り上げる男性ホルモン

男女の平等が叫ばれている現代。社会的に平等であることは信頼関係を築く上で当然である。ところが、身体となってくると平等というわけにはいかない。精子を出すのは男であるし、出産するのは女である。そんなところから来る性質の違いをズバリと説明している本がある。「話を聞かない男、地図を読めない女」や「セックスしたがる男、愛を求める女」という本がアラン&バーバラ・ピーズ夫妻によって出版され、世界中で読まれた。この本では脳の違いから説明しているけれど、ホルモンからでも説明できる。

その男性の性質を作り上げる男性ホルモンであるアンドロゲン。その九五％がテストステロンだ。人間は女性の持つ卵子に、男性が出す精子が合体し、子孫が産みだされていく。かつて生物は無性生殖で分裂して増えていき、自分のコピーを作っていた。有性生殖をする生物でも単位生殖と言って、受精しなくても卵だけで子孫を残す種も存在する。けれど、

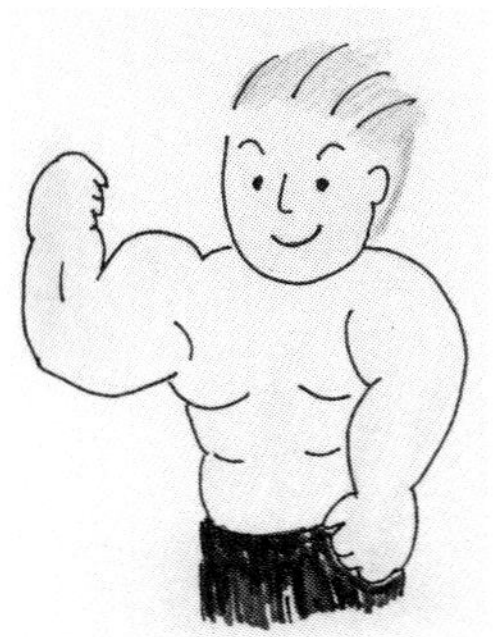

違った遺伝子が入り込むことによって、生命の多様性が可能になったのだ。遺伝子から見て、異質なものを取り入れようとする力になる片割れが精子だ。精子を作るのに必要なのが男性ホルモンである。

この男性ホルモンであるテストステロン。九五％が睾丸で作られ、残りの五％は副腎で作られている。その分泌量をコントロールしているのは脳。脳下垂体から分泌される性腺刺激ホルモン（ＬＨ）と、視床下部から分泌される黄体形成ホルモン放出ホルモン（ＬＨＲＨ）とのバランスで成り立っており、テストステロンが少ないときはＬＨが分泌され、その刺激により、テストステロンが精巣より分泌される。このＬＨの分泌を促すのがＬＨＲＨだ。これらの働きによって、テストステロンの量が適正に保たれている。

ではテストステロンの働きはどのようなものであろうか。その一つは性欲の増大。思春期になると異性を意識し、性欲に悩まされることになるが、これは妊娠させることによって生命を維持するのに欠かせない欲求である。また男性らしい筋肉の増大やたくましい骨格の形成もテストステロンの役割だ。テストステロンの分泌が多ければ、内臓脂肪がつきにくく、筋肉で引き締まった体型を維持できるという。そのため、男性の更年期治療にテストステロンが使われることもある。低用量なら肉体から分泌されるテストステロンを抑制することもないらしい。

またうつ症状の改善にもつながっているとか。

実際、テストステロンは男性の精神にも影響を与えているようだ。『エコノミスト』で提案者と提案を受ける側に別れ、四〇ドルの分配をする実験をおこなった。受ける側はイエスかノーのどちらかの返事のみ可能だ。

提案一　提案者が一五ドル、提案を受ける側は二五ドル

提案二　提案者が三五ドル、提案を受ける側は五ドル

この場合、経済学的には両方をイエスにしたほうがお金は儲かることになる。けれど、提案二を断る人も少なからずいる。面白いことにテストステロンの分泌が多い人は提案二をほとんど断り、提案二を受けた人は一人を除いて、テストステロン値が低い人だったという。つ

【図1】精液中テストステロンと年齢

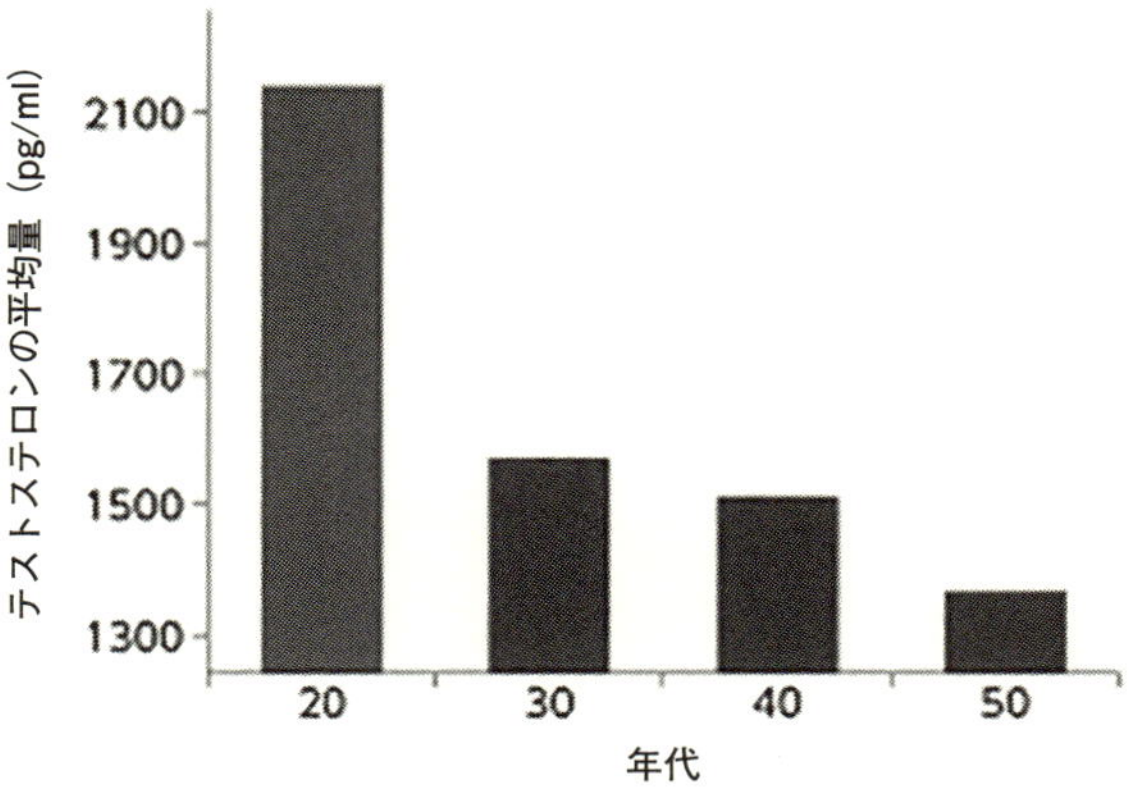

まりテストステロンの値が高いと極端な不公平が許せなくなるらしい。正義を掲げて闘いたがるのもテストステロン値が高い男性に多い。部族を守るために兵士として戦うホルモンのなせる技なのか、気持ちのモチベーションに違いが出てくるようだ。「お国のために戦う」「革命のために戦う」など、大義の名のもとに己を捧げたがるのも男性に多い。

世界をまたにかけて自由に生きるのが好きなのか、男性は冒険ものの読み物を好みやすい。『十五少年漂流記』も好んで読まれるし、『ドラゴンボール』や『ワンピース』もそうである。テストステロン値が高いと他人と違うことをアピールしたがり、サングラスをかけたり、ネックレスや指輪で自己を強調するようだ。たいてい男性ホルモンが活発だと、自信があるため、話も上手で魅力的な人が多いようである。

男が自信タップリで、魅力的であるためには少々ワンマンでも仕方がないかもしれない。もちろんリーダーシップのとれる男性は女性や弱者にも優しく、余裕があり、さらに魅力的である。最近前立腺がんの治療でテストステロンを下げる療法がある。がん細胞がテストステロンを好むからである。ところがテストステロンは運動などをすると筋肉が消費してくれるので、スポーツ直後が下がっている。無理に薬で下げるより、スポーツをして身体を鍛えてみたらどうだろうか。

愛情を作り出すホルモン

一九九七年に封切りになったジェームズ・キャメロン監督の『タイタニック』。愛をテーマにした忘れられない映画である。好きでない男と結婚させられそうになり、自殺を考えるローズ。それを止めるジャック。ローズはジャックによって生きる勇気をもらった。ジャックは自分が助からなくても女性を助け、悲しい結末だったけれど当時の男性の潔さを伝えている。事実、男性は生存者三三五名、死亡者一三二七名。女性は生存者三一四名、死亡者一一一名。子どもは生存者五四名、死亡者五四名（内五三名が三等客船）だった。

ジャックとローズのモデルになったかどうかは不明であるが、実際ヘンリー・モーリーとケイトという女性が搭乗し、ケイトが助かり、サファイアのネックスレスを二人の娘に残している。ケイトは妊娠していたのだ。女性は子どもを出産することによって、この世界の未来を築いていく。助ける意味は出産にあったのだと思う。ジャックが女性を救う思いやりをバソプレシンに例えるならば、女性はオキシトシンに例えることができるだろう。

もともとこのホルモンは女性が出産・授乳するホルモンとして知られていた。その理由は出産・授乳時に分泌が増大するからだ。まず出産のとき。末梢組織の平滑筋に作用し、子宮を収縮させることで、分娩を促進する。そして授乳のとき。乳腺の筋繊維を刺激して、乳汁の分泌を促進する。このホルモンは視床下部の室傍核と視索上核の神経分泌細胞で合成され、下垂体後葉から分泌するペプチドホルモンだ。

これだけを見るならば平滑筋の機能に関係しているだけのようであるが、このホルモンをラットに注射することによっていろいろなことがわかってきた。二〇一一年四月、ニューヨーク大学ランゴン医療センター（米国）の神経科学者ロバートのチームは、未交尾の雌マウスの脳を再プログラム化しようと、オキシ

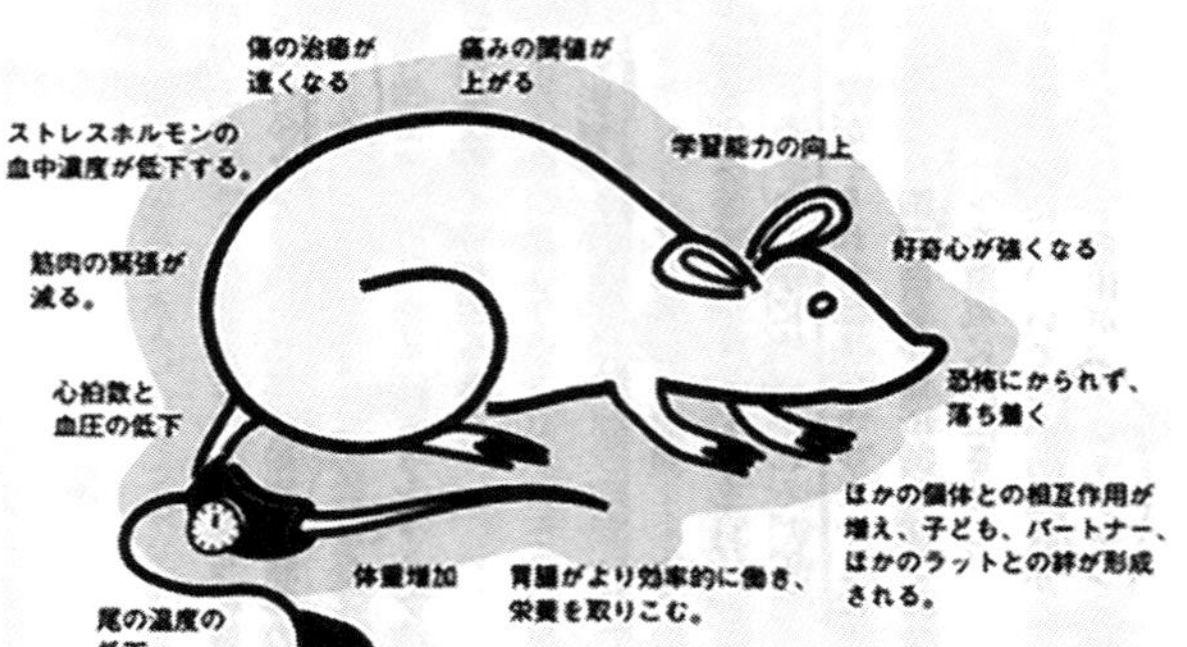

トシンを一回注射した。注射前の未交尾マウスは、不安な仔マウスがあげる鳴き声にほとんど無関心で、仔を踏みつけることさえあった。ところが、このホルモンを注射した後、その未交尾マウスは母親のような反応を見せ始め、弱々しく鳴く赤ん坊を口にくわえ上げるようになったという。さらに見知らぬ仔マウスでありながら、舐めたりして我が子のように接していったのだ。出産を体験していないラットでもその行動を変化させ、愛情を示すようになるほどのオキシトシン。他にもさまざま変化が見られた。

これまでより他のマウスと戯れたりすることが多くなり、絆を求めるようになったという。そして一度仲間と認識すると、ずっと親しみを感じるようになるため、仲良しであり続ける。人間の夫婦で例えるなら、離婚することなく、仲良くいられる幸せホルモンということができる。その他、鎮痛作用、学習能力向上、血圧の低下、体温調節、消化機能の調節、成長を促す、傷を癒すなどの効果が確認された。またプロラクチンの産生を促して、授乳を助けている。授乳という行為も女性が自分のためにするのではない。小さな赤ちゃんを生かすためにおこなう行動だ。そしてそのことに女性自身も喜びと幸せを感じとる。とても素晴らしい愛の行動の一つである。

その仲間であるバソプレシン。オキシトシンとアミノ酸が二個違うだけでとてもよく似ている。このバソプレシンは仲間と繋がるところはオキシトシンと似ているけれど、異なるところは攻撃性。種族を守るために敵を攻撃する習性なのか、オキシトシンの持つ愛情とは異なっている。けれど、『タイタニック』でジャックは海と戦うことで愛する女性を守ろうとしたのである。女王蜂を守るため働く蜂たちも、状況によっては自らの命を投げ出して女王蜂を守ろうとする。種族を守るために命を捧げるのはバソプレシンによる愛のカタチであろう。ちなみにこのバソプレシンの分泌が多い男性は、一人の女性と仲良くする傾向にあるという。その一方で離婚を繰り返す男性はバソプレシンの受容体に問題があるという。やはりオキシトシンとバソプレシンは愛情を保つ上でなくてはならないパートナーなのだろう。

　ちなみにオキシトシンを増やすのに効果があるのはスキンシップ。ペットとじゃれるだけでも違うという。また人を褒めたり、親切にしたりすることでも分泌されるという。愛は人をも自分をも幸せにするのだ。

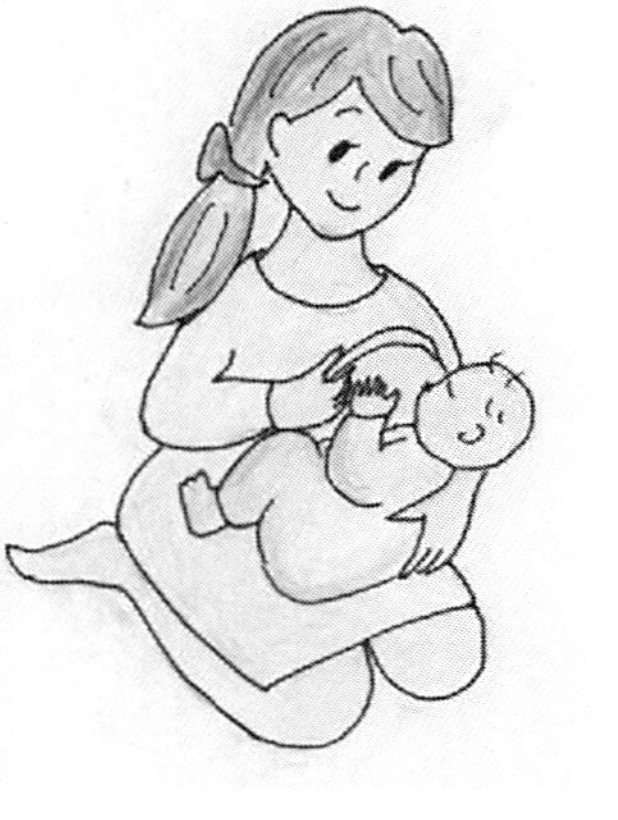

老化を防ぐホルモン

不老長寿の夢は古代から語られ、今でもアンチエイジングとして引き継がれている。たとえば大遠征をした英雄として歴史に名を残しているアレキサンダー大王（アレクサンドロス三世）。彼は土地や人間を征服したくて世界を渡り歩いたのではない。伝説の「若返りの泉」を求めて東へ向かっていった。その夢を果たせぬまま三二歳という若さでこの世を去ってしまう。その夢はディズニーが『インディー・ジョーンズ』で引き継ぎ、若さの泉を求めて冒険を繰り広げ、デイズニーシーのアトラクションにも「若さの泉」は登場している。日本昔ばなしでも『若返りの泉（水）』というお話があり、お婆さんが赤ん坊になってしまう。冒険をして、恐怖と闘いながら「若返りの泉」を求めるアメリカ人と欲を出しすぎてはいけないという日本人。文化の差こそあれ、興味は若さにたどり着く。

そして現代では若さを求めて化粧品やサプリメントに加え、ホルモンの研究が盛んである。どこにあるのかわからない伝説にもとづいた若返りの泉。もしかしたら若返りの秘密は、探し求めて冒険することでホルモンの分泌が活発になったことによる、自分の力だったのかもしれない。そのホルモンの秘密に迫ってみよう。

この人体が分泌するホルモンは若返りのキーとなる物質だ。マウスなどによる実験により、再現性が可能になり、科学的に根拠があることが明らかになってきた。やっぱり秘宝は自分の身体のなかに隠されていたのである。ホルモンのなかでも老化がひどくなり、背が丸くなり、意欲がなくなってきた人に知っていただきたいホルモンがＤＨＥＡだ。ではどんなことをする物質なのだろうか。

まずこのホルモンはオールマイティに女性ホルモンにも男性ホルモンにも変化できる変幻自在の物質だ。ＤＨＥＡは副腎や生殖腺で分泌され、血液を流れていく。細胞にたどり着いて、そこでテストステロンに変化したり、エストロゲンに変化したりする。テストステロンについてはすでに述べているので、ここではエストロゲンの効果について書くことにする。エストロゲンは女性ホルモンの一つで、卵胞ホルモンとも呼ばれている。脳の視床下部から脳の下垂体を刺激するホルモンが分泌されると、下垂体が反応して卵胞刺激ホルモンを分泌し、卵巣が反応する。卵巣のなかで眠っている卵胞のなかで、一〇～二〇個が成長を始め、発育した卵胞からエストロゲンが分泌される。

そのエストロゲンの働きについて見ていこう。女性らしい丸みをおびた体をつくる、卵胞の成熟を促す、受精卵の着床を助けるため子宮内膜を厚くする、精子が子宮のなかに入りやすいよう頸管粘液の分泌を促す、自律神経、感情の動きや脳の働きを整える、骨の形成を促し、血管収縮を抑制する、基礎体温を下げる、などであり、妊娠するために必要なことを準備してくれるホルモンであることがわかるだろう。

さて、卵胞の成熟にともなって分泌されるエストロゲン。女性はもともと原始卵胞を二〇〇万個ほども持っているが、それが月に千個ほど使われるため、閉経後は急激にエストロゲンが減ることになる。そこで活躍するのが先に述べたＤＨＥＡだ。残念なことにこのホルモンも加齢によって減少していく。

実際に六〇歳を過ぎて、急激に老けてしまった女性Ａさん。これまで芸術を嗜み、社交的で、話題も豊富なＡさんは周囲の人気者だった。ところが社交性がなくなり、白髪が増え、染めるのも面倒なのかそのままで、背も丸まっている。心配したご主人とアンチエイジング療法をおこなっている病院に行き、ＤＨＥＡのホルモン療法を受けて、もとの明るい性格に戻り、背筋もシャキっとしたという。このＤＨＥＡは海外ではサプリメントとして販売されているが、日本では禁止されている。副作用もあるため、気になる方は、医師に診てもらい、補充が必要かどうか判断したほうがいいだろう。

そしてもう一つの秘密のホルモンとしてアディポネクチンが挙げられる。アディポは脂肪、ネクチンはくっつくという意味。その名のとおり、脂肪から作られ、血管にくっつき、傷ついた血管を修復していく。このホルモンは一九九六年に大阪大学医学部の松澤佑次教授のグループによって発見された。脂肪細胞から分泌されるホルモンで、一〇〇歳以上生きる人は、このホルモンが平均値の二倍ほどあるという。そのため長寿ホルモンと呼ばれているのだ。

他にもインスリン受容体を介さないで、糖取り込みを促進するため、糖尿病の改善や予防にも効果がある。さらに血管を拡張することによって、高血圧の人にも朗報だ。また脂肪を燃焼させる作用もあるという。他にも腫瘍の増殖抑制効果があるため、抗がん作用も期待されている。それだけではない。ヒアルロン酸の分泌も促進するとか。赤ちゃん肌を望む女性にはありがたい話だ。このアディポネクチンについては東京大学でアディポネクチンの受容体を活性化させる新薬の種を開発したというが、また実用化にはいたっていない。それでも増やす食事についていろいろ調べられている。豆腐や納豆、緑黄色野菜、食物繊維、マグネシウム、杜仲茶が効果的だとか。若返りたい方はちょっとだけでもいいから、食事に取り入れてみたらどうだろうか。

DHEAを増やす食品

ビタミンC	緑黄色野菜(ほうれん草など)　ヤマイモなどのイモ類(やまいもなど)　レモン　いちご
タンパク質	脂身の少ない肉類　卵　大豆
マグネシウム	玄米　大豆　わかめ　アーモンド　ごま
ビタミンB群	レバー　にんにく
発酵食品	なっとう　キムチ　ヨーグルト

DHEAの効果

・肥満予防　・筋肉の維持や強化　・発毛や抜け毛予防　・美肌効果

・記憶力の改善　・骨粗しょう症の改善・アルツハイマー予防　・不妊症

コラム

かぐや姫と竹のはなし

むかしむかし竹を切って、竹細工を作っているおじいさんがいました。すると輝いている竹があるではありませんか。なんと、その竹を切ると中から出てきたのは可愛い女の子。おじいさんは大切に育てると、たった三ヵ月で美しい女性に成長していきました。そこでかぐや姫と名づけられます。噂を聞きつけた公達《くんだち》が求婚しますが。かぐや姫は拒み続けます。それでも諦めない五人の公達に、珍しいものを持ってきたら、考えましょうと、条件を出しました。それは仏の御石ででききた鉢、蓬莱の玉の枝、火鼠の裘、龍の首の珠、燕の産んだ子安貝の五つ。けれど誰も見つけられません。帝も求婚しますが、それでも応じないかぐや姫。帝が追いつこうとしても影になってしまいます。ある一五夜の日、月のお迎えが来て、かぐや姫は月に戻ってしまいました。

かぐや姫の成長が三ヵ月。とっても早いですね。これは筍の成長の早さと同じくらいです。あの柔らかい筍が立派な竹に成長するのですね。では、竹が光っている現象って本当にあるのでしょうか。実はあるのです。発光するクラゲは有名ですが、発光するキノコもあるって知っていましたか。日常的に見ることって、もうほとんどないですよね。でもヤコウタケやスズメタケは枯れた竹にはえる光るキノコなのですって。竹は真っ直ぐに天に向かっているし、中が空洞なので、月と結ぶ異次元空間だったのかもしれません。

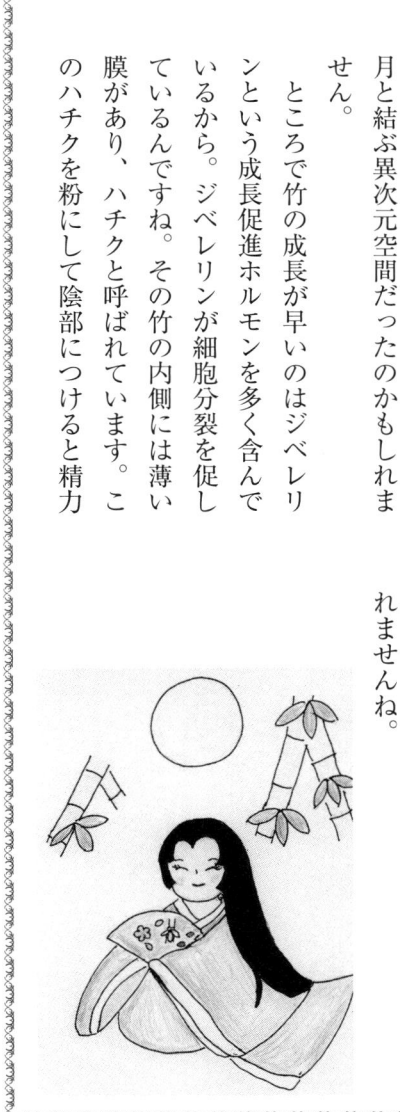

ところで竹の成長が早いのはジベレリンという成長促進ホルモンを多く含んでいるから。ジベレリンが細胞分裂を促しているんですね。その竹の内側には薄い膜があり、ハチクと呼ばれています。このハチクを粉にして陰部につけると精力が出るという言い伝えがあります。精力と子ども。何となくつながりそうですね。

ところで気になる五つの品物。もしかしたら月にしかなくて、それを見つけられるのは月の住人しかいないため、かぐや姫が確かめたくてお願いしたのかもしれませんね。

第三章　役に立つ身体の仕組み

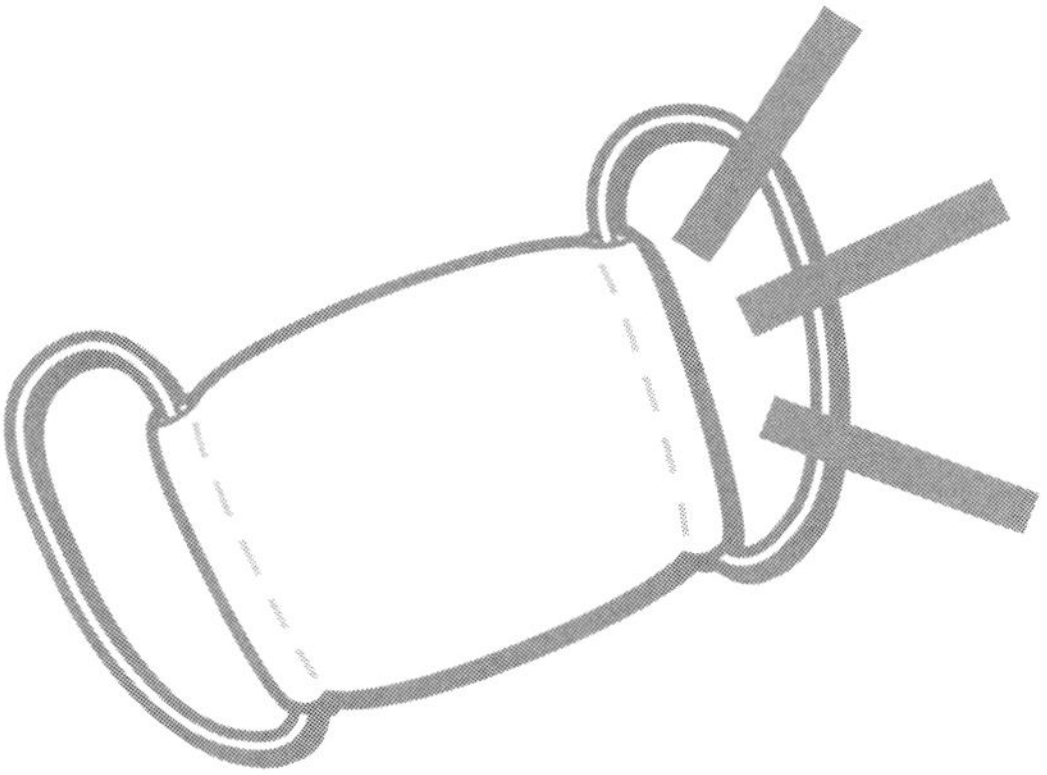

なぜ暑さや寒さを感じるのか

夏の暑い季節の朝。慌てて走って駅にたどりつき、電車に乗った途端に、汗が流れ出て止まらなくなった経験をした人は多いと思う。他人の視線が気になり、汗を拭き取るタオルハンカチを取り出したいのだけれど、満員電車で身体が動かない。こんなときの汗はちょっと疎ましくもあるのだけれど、なぜ、汗は止まると流れ出るのだろうか。本当は走っているときも汗は出ているけれど、風によって蒸発するため、汗がしずくにならないだけらしい。止まったときに蒸発しないでしずくになることによって、初めて汗を感じとるのである。

人ごみのなかでは気になる汗。けれど汗を嫌わないで欲しい。体温を一定に保つ身体の働きであり、あなたの命を守るための知恵なのだ。人が食事を取ったとき、栄養素を分解して、送り届けたり、老廃物を排泄したりする生命を維持するための活動の一つである。なんとこの代謝活動に数千種類の酵素が関わっているのだ。その酵素の働きに適した体温は三七度。これより高くても低くても酵素活性は低下してしまう。

そして身体の司令塔である脳。脳内の温度が四四度になると障害が起こると言われている。また三三度に下がると意識を失ってしまう。外の温度が高い場合、身体の温度も上がるため、下げるようにスイッチが入り、血管を拡張させ、熱を放散させる。それでも下がらないときは、汗を出し、その汗が蒸発することによって体温を下げるように働く。

この汗はエクリン腺で作られ、九九％以上が水であり、それ以外は塩分、乳酸、タンパク質。その数は二〇〇万～四〇〇万個あり、実際に汗を出すのは一五〇万個ほどである。エクリン腺から出す汗はほぼ無臭で、体温を下げるために機能している。匂いが気になるのはアポクリン腺から出る汗だ。なぜ二つの汗腺があるのかというと役割が違うからだ。

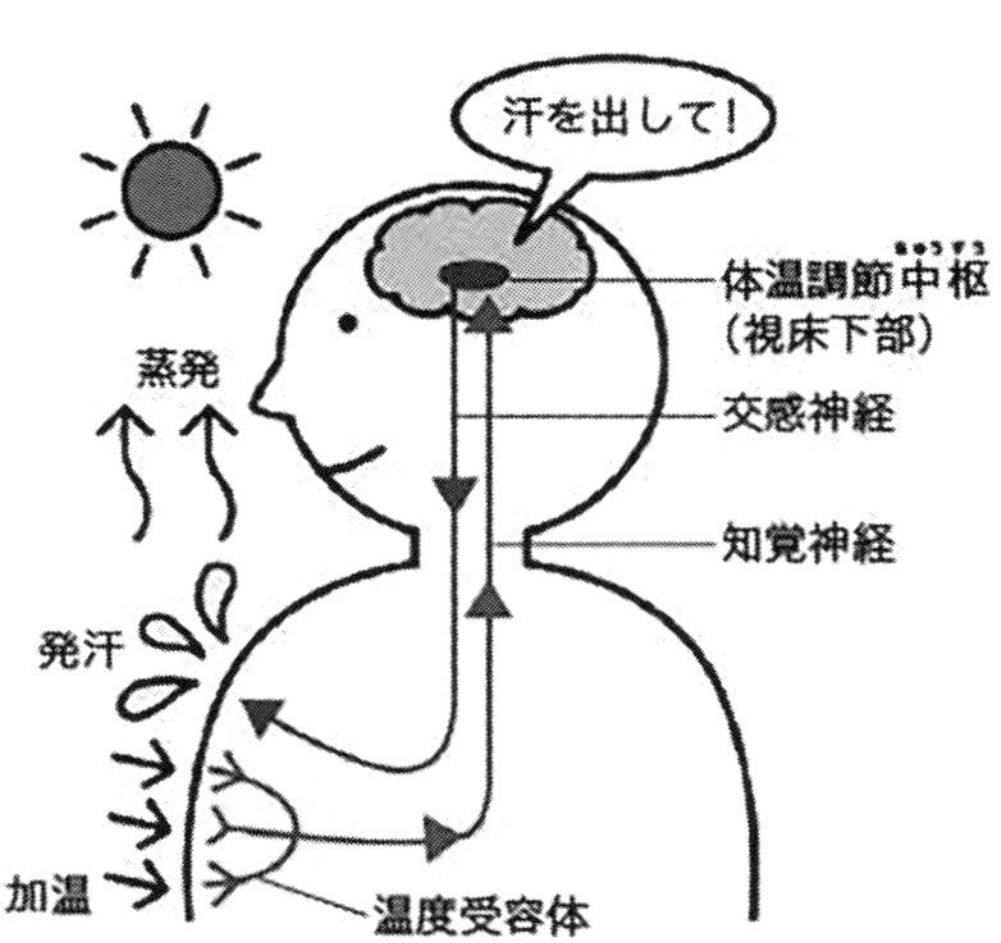

3-1　体温調節

アポクリン腺は匂いを作るのが目的だ。その場所は脇の下、乳首の周囲、外陰部、肛門の周囲など。思春期にならないとアポクリン腺から匂いが分泌されないため、もともと異性を惹きつけるフェロモンの役割があったのである。

人間の視覚が進化して、顔やバスト、プロポーションなどで異性を惹きつけるようになったため、匂いで惹きつける必要がなくなってきたらしい。そのため、アポクリン腺は退化して、脇の下と外耳道に残っている程度である。四足歩行だと視覚が低いため、嗅覚によって、食糧や生き物の存在を感じとっていた。そのため、アポクリン線の匂いは「あ、この匂いは異性がいるに違いないわ。なんとセクシーな香りなの。ドキドキしちゃう」と惹きつけていたのだろう。今ではその必要がなくなってきたため、敬遠されているようだけれど、異性を感じとるために自然が生み出した知恵なので、その進化の歴史の残存を感じ取っていただけたらと思う。

さて、体温を一定にするしくみについて見ていこう。人間の皮膚には暑さと寒さを感じるセンサーが備わっている。温かいと感じるセンサーが約三万個で、冷たいと感じるセンサーは二五万個だ。このセンサーがエアコンのように外気の温度を感じ取り、脳に伝達されていく。そこで視床下部の体温調節中枢が指令を出す。この調節中枢は放熱中枢と産熱中枢の二種類があり、温めるべきか、冷やすべきかを判断し、体温を保つように動き出す。寒いときは、交感神経の働きが活発になっていく。そうすると血管が締まり、手足の毛細血管が収縮する。血管が拡張すれば、熱は出るし、収縮すれば熱が留まるのである。もちろん冬の寒いときは、これだけで寒さが解消されなかったりする。さらに手足の毛が逆立ち、温度を逃がさないようにしていく。残念ながら人間は毛が退化しているため、他の哺乳類のように体毛による調節は機能できなくなっている。さらに美しくするため、脱毛するようになった現代では、鳥肌と立毛の効果はほとんど期待できないかもしれない。でも大丈夫。他の方法で体を温めている。冷えているときは、体温を下げないように視床下部が「熱を作れ」という指令を出し、筋肉を動かしていく。その結果、身体が震え、熱を作り、体温を奪われないようにしているのだ。もちろん人間も寒いと感じているので、温度を上げようと、動いたり、寄り添ったり、厚着をしたりする。これも皮膚の冷点のセンサーによって暖かさを維持しようとするからだ。身体は機能を保つため進化したしくみを獲得してきたのである。

ちなみに動物の体温を見てみると、馬が三七・五度。犬、猫、牛が三八・五度。豚、山羊、羊が三九度。クジラが三六～三七度で人間に近いと言われている。

なぜ痛みを感じるのか

人間の感覚のなかで不快なものは何か、と聞かれたら「痛み」と答える人が多いのではないだろうか。歯の痛み、頭痛、腹痛など経験した人は多いはず。週刊現代の医師が明かす「痛い死に方ランキング」ワースト五〇で一位膵臓がん、二位間質性肺炎、三位肝臓がんということらしい。膵臓や肝臓は気づかないことが多いため、末期がんになってしまうことも要因の一つであるが、膵臓の周囲にある太い神経ががんに侵されると、ものすごい痛みになると言われている。こういう痛みと闘っている患者は本当に勇敢だ。また群発性頭痛も苦しいと言われている。群発性頭痛で二階から飛び降りて骨折した人もいるし、海外では発作が起きたとき、自分の頭を銃で撃って死んでしまった人もいるという。他人の痛みを感じ取ることは難しい。けれど私も偏頭痛で吐き気と激痛に苦しむことがあるので、なるべく患者の痛みをイメージして共感できるように接したいと思っている。

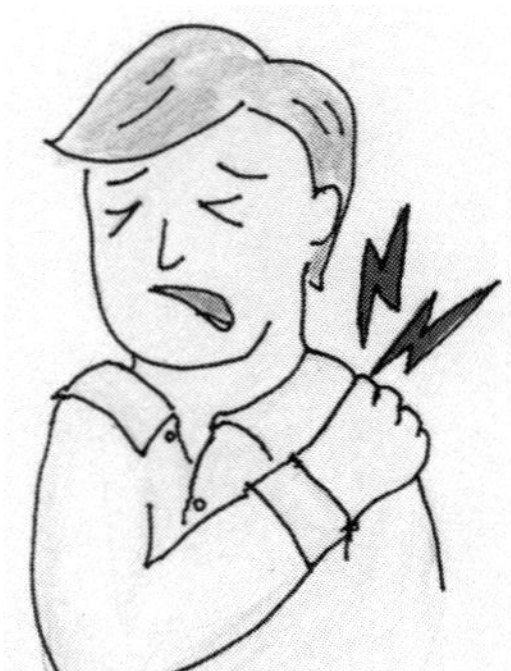

ちなみに刺されて痛い虫はパラポネラというアリで、サソリの数百倍の痛みだと言われているが、今のところ日本に生息していないので、安心してほしい。この痛み、南米のある部族では、精神を強くさせるためにわざと刺されるということをしているからすごいと思う。おそらく裸足で生活する部族はアリに刺されて苦しくてどうしようもない体験をしたに違いない。もし、蛇や獣に睨まれて逃げているときにアリの痛みで止まったらどうなるだろうか。死んでしまうかもしれない。山の奥地ですぐに助けてくれる人だっていないのだし。そのため、先にこの痛みに慣れておくと、痛みに対して冷静に対応できるようになるだろうから生き残るための知恵なのかもしれない。

さて、この痛みはどうして起こるのだろうか。転んで膝を擦りむいて出血したら、止血しないと、血液はどんどんなくなってしまい、細胞が死んでしま

痛みのメカニズム

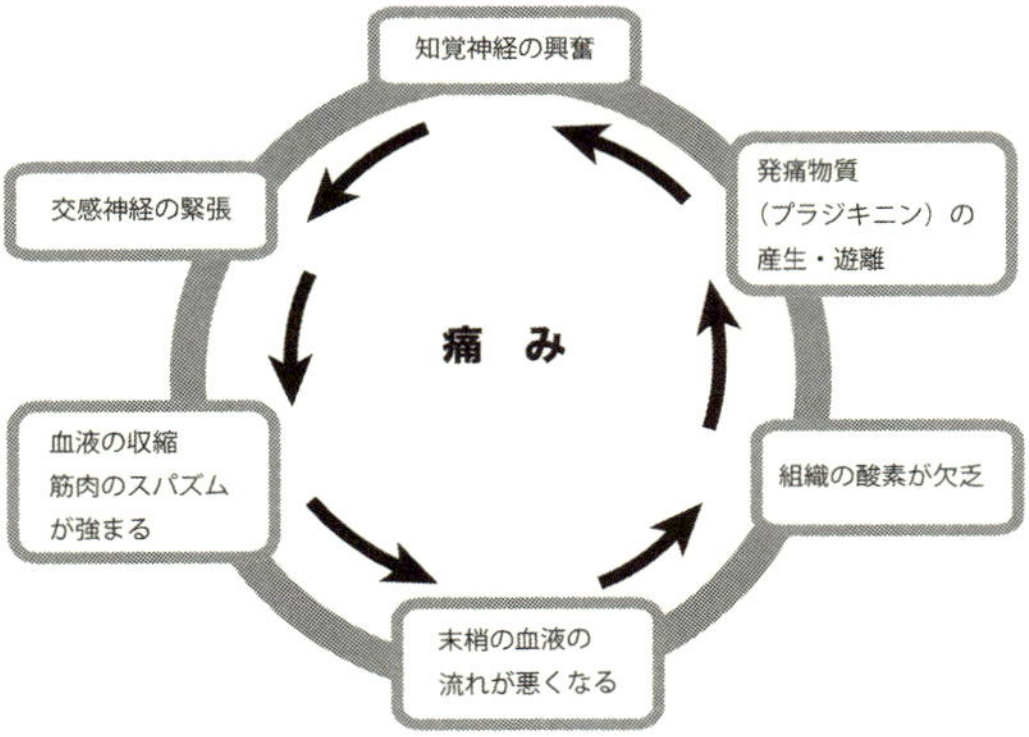

うことになる。そのため、痛みを知らせる物質が産生され、知らせに行く。おもにブラジキニン、セロトニン、ヒスタミン、アセチルコリンなどだ。これらの痛み物質がポリモーダル受容器を刺激する。ポリモーダル受容器は痛み物質が伝えている「傷が痛いたから助けて」という言葉を受け止めて、「わかったそのことを脳に伝えるから待っていてくれ」と痛み信号を発し、脊髄から大脳皮質に伝わって、痛みを感じるのだ。外傷の場合は自分でも気づくけれど、身体の内部で起こっている現象は目に見えない。腰が痛い、お腹が痛い、頭が痛いなど、痛みを通じて、細胞の危機を感じることができるのである。痛みは細胞の損傷に速やかに対処するためのアラームと言える。

このようにして起こった痛みは記憶されるため、本来の目的に反して痛むことがある。ケガをしたときや歯の治療をしたときに感じた痛みがトラウマとなり、繰り返されてしまうのだ。人に嫌なことを言われたときも、思い出すたびに気持ちが滅入ったりする。記憶によって心の痛みの回路を呼び覚まし、繰り返してしまうからだ。同様に、肉体の痛みも同じような反応をする。

ケガや手術などで痛みを感じ、中枢神経に伝達され、脳に届けられる。すると、脳や脊髄が刺激されたとき、痛みの原因になる刺激がなくても、脳はいつも痛みを感じ続けてしまうこともあるという。また心身ともにストレスを受けると、交感神経が興奮し、血管が縮むため、筋肉が酸欠状態になる。そうすると、痛み物質であるブラジキニンを産生し、痛みを感じるのだ。それだけではない。切断して足を失ったにもかかわらず、足に痛みが走るという現象もある。いわゆる「幻肢痛」だ。足に限らず、乳房や陰茎、内臓でも起こるという。切断面に残っている末梢神経が過去の記憶を持っているのか、混線しているのかはまだハッキリ解明されているわけではない。身体に痛みを起こす理由がないのに、痛いと感じる現象は、いろいろなところで起こっている。

そのため、最近では痛みを取り除いたほうが治療に役立つというように考え方が変わってきている。生命を守るためのアラームの役割としての痛みと、執拗に繰り返される痛み。後者は、痛いから歩かない、そして筋力が衰え、骨にも異常をきたすような悪循環に陥ってしまう。そのため、ペインクリニックなど、専門の医療機関もできて、痛みへの対処は進んでいる。また、交感神経の興奮によってもたらされる痛みは、電子で表すとプラスイオンがいっぱいになっている状態であるため、マイナスイオンシートで効果があると言われている。私は肩こりに使ってみて、効果を感じたので、一つの方法だと思う。

カナダでのモントリオール大学の研究チームは、禅の瞑想をしている生徒としていない生徒に分けて激痛に対する痛みの感受性を調査した。もちろん痛みは個人の主観ではなく、MRIでの生体反応によるデータである。そうすると禅の瞑想の習慣がある生徒のほうが、痛みに対する感受性が低いという結果になったという。リラックスすると副交感神経が優位になるため、痛みの感受性が和らぐのかもしれない。

ブッダの弟子のアナンダも背中の腫瘍を麻酔もせずに切開しても、平然としていたと記述に残っている。日本も含め、さまざまな地域で火渡りの儀式があるが、恐怖心を取り除くと、普通に歩くことができるようになるという。ちなみに連続して渡ったギネスの記録はインドの派遣会社である。禅はインドの達磨大師が中国に伝えたのであり、やはりインドは強い。

外敵と戦う免疫システム

風邪をひいて熱が出たことは誰でもあると思う。私は四〇代のときに、熱が三八度～

四〇度の熱が一週間続いたことがあった。激しい腹痛があるけれど、下痢とも違う。九月なのでインフルエンザの可能性も少ない。近くの医療機関にかかったけれど原因はわからなかった。それに薬局を開局するときで、経験者は私しかいない状況だった。休めないため、安静にせずに出勤していた。そのせいか熱が四〇度になったときに、どれほど布団をかぶっても寒くて仕方がなくずっと震えて眠れなかった。九月でまだまだ暑いのにこれほど寒くて、時間が長く感じられるのは久しぶりである。深夜に開いている病院が近くにあり、歩いて行った。やっぱり三九・八度ある。医師から「熱は高いけれど、今は検査できないので、点滴するのも大変だから、自動販売機にあるイオン飲料でも飲んでみなさい」と言われ、そのとおりにした。あの寒くてしょうがない状態から開放された。

次の日、尿検査、血液検査、レントゲン検査、婦人科の検査などすべてをおこない、原因はわからなかった。病院では検査をして、原因を推測し、病名を決める。そしてその病名に見合った治療をする手順であるが、検査では悪いところがないので、原因不明である。病名が決められないため、処置のしようがなく、医師はお手上げだった。ところがこの身体に備わった免疫システムは私を見放さなかった。結局自然と治ったのである。

この自然に治す力とはどのようなしくみになっているのであろうか。今回のようにウイルスか細菌なのかわからないケースでも体内では識別するしくみを持っている。免疫を説明するのに欠かせないのが大食漢のマクロファージだ。マクロファージは総称であって、さまざまな種類が存在しているが、遊走マクロファージと定着マクロファージに分類できる。哺乳類にもいろいろな生物種がいるようにマクロファージも同じである。

まずウイルスが侵入してくると、マクロファージがこのウイルスを食べてしまう。それはまるで漫画の『寄生獣』のように変身する。マクロファージがウイルスに出会い、食べようとするとアクチンの働きによって口ができ、蛇が哺乳類を飲み込むときのように大きな口で異物を食べ始める。マクロファージは大食いであるけれど、食べるのは不要な細

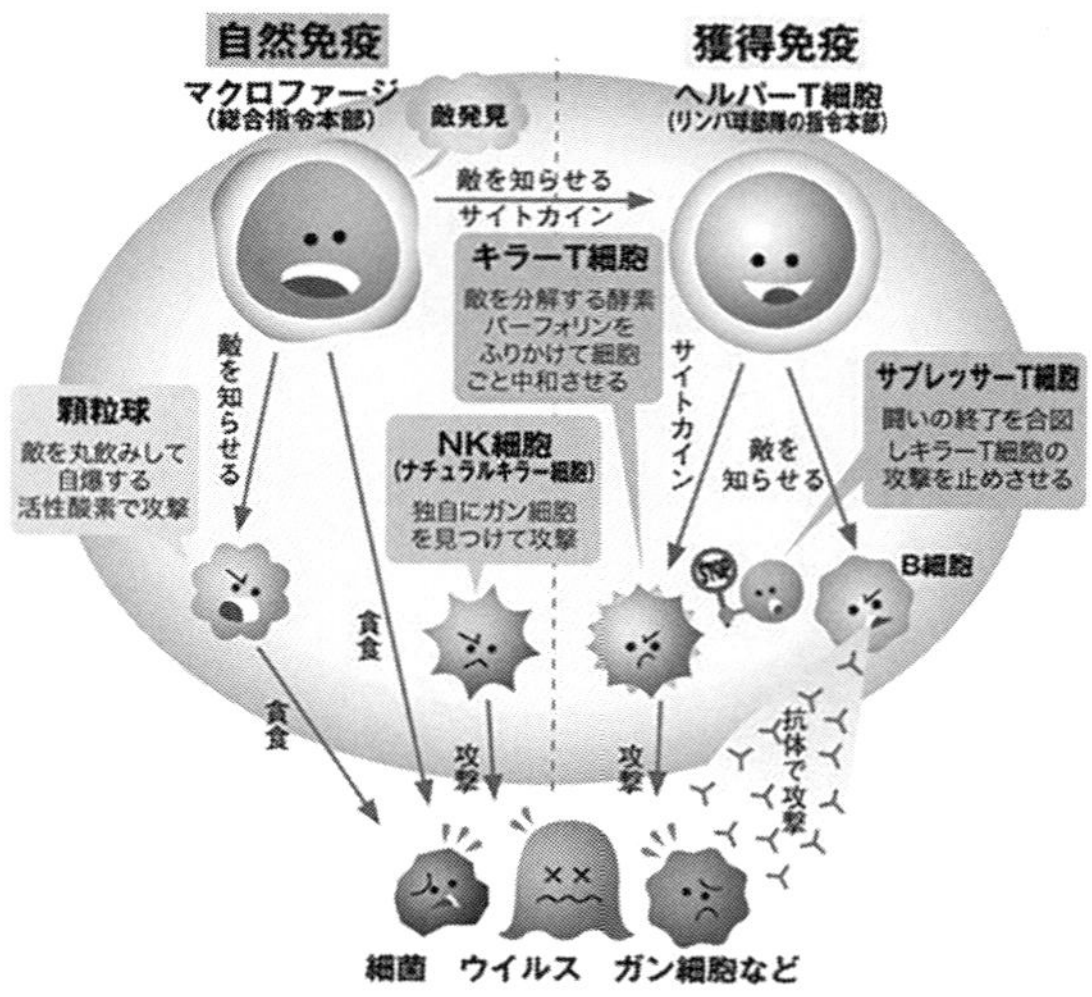

胞や外敵である。外敵を見分けるのは細菌の細胞外膜にあるリポポリサッカライド、細胞壁のペプチドグリカン、ウイルスの二本鎖RNAなどである。

マクロファージはウイルスなどを食べるとその食べ残しを身体につけて、伝達の役目をする。小さな子がチョコレートを食べて口の周りに食べかすがいっぱいついていると、その匂いだとか色、柔らかさなどから、「あ、チョコレート食べたな」と分かってしまうのに似ている。マクロファージは食べ物の断片をくっつけて移動し、食べた存在が何であるかを伝えているのである。そうするとサイトカインの一種であるインターロイキンを作り出していく。インターロイキンは秘密文書のようなものなので、いっぱい作り出されることなく、近くを通った細胞に伝えたら、処分されるようにできている。外敵に防衛体制を作ろうとしていることが見破られたら、相手も策を練ってくるだろう。そのため、気づかれないように巧妙に脳に伝え、プロスタグランジンE2が作られていく。このプロスタグランジンE2が視床下部に伝え、体温調節の指令を出し、発熱するのだ。その設定温度が平熱から四〇度に上がると身体は寒いと感じ、震え始めるのである。個人差があるが、平熱より二～四度ほど体温が上がると免疫システムが戦闘モードに入り、外敵と戦い始める。顆粒球は大腸菌やウイルスなど比較的大きいサイズの細菌と闘い、活性酸素をまき散らしていく。そうすると化膿性の炎症を起こすことになる。膿みや緑色の鼻水は顆粒球が細菌と闘った後の死骸である。

小さなサイズの花粉やウイルスと戦うのはリンパ球。またNK（ナチュラルキラー）細胞は殺し屋のごとく外敵を破壊し、その残骸はマクロファージに食べてもらうようにできている。最初は生まれながらに持っている自然免疫が活躍するが、外敵を認識すると、今度は獲得免疫が機能する。そこで闘いの指令を出すのがヘルパーT細胞。マクロファージから敵の情報を受けて、ヘルパーT細胞が指令し、キラーT細胞が敵と戦い始めるのだ。さらにB細胞が敵に合わせて抗体をつくって闘い、侵入を阻んでいく。そして戦いに勝利したら、サプレッサーT細胞が終了を合図し、キラーT細胞の攻撃をやめさせていく。素晴らしいチームワークで外敵と戦っているのである。

この獲得免疫はなんと一兆個の抗原受容体を用意し、抗原に一番フィットするリンパ球を選んで増殖しているのだ。これほどの高度なシステムに支えられて、私たちは自然に治るしくみを持っているのである。そして戦いが終わったら、今度は汗をかいて熱を下げていく。だから熱は解熱剤で下げないで自然に上がったほうが、免疫システムが稼働して、外敵を有効に退治することができるのである。

なぜ咳は出るのか

誰でも咳が出たことがあるはずだ。痰がからんだ咳もあればかわいた咳もある。気管に水や食物が入って出る咳もあれば、風邪から始まり、長引いて一ヵ月も続く咳もある。咳をすると呼吸が乱れるので、ありがたいものではないが、咳は生体の防御反応の一つである。私たちは生きるために呼吸をしており、眠っているときも呼吸がとだえることはない。その機能を担っている肺についてすでに述べているが、肺が自力で空気を吸ったり吐いたりするわけではない。肋間筋という筋肉と横隔膜が働いて呼吸ができるしくみになっている。息を吸い込む時は、肋間筋が伸びて胸壁が広がっていく。そのときに横隔膜が縮んで下がり、肺も下に引っ張られてしっかりと膨らむことができるのだ。このようにして膨らんだ肺に空気がしっかりと入るシステムなっている。逆に息を吐く時は、肋間筋と横隔膜が縮み、肺がしぼみ、空気を排出しているのだ。

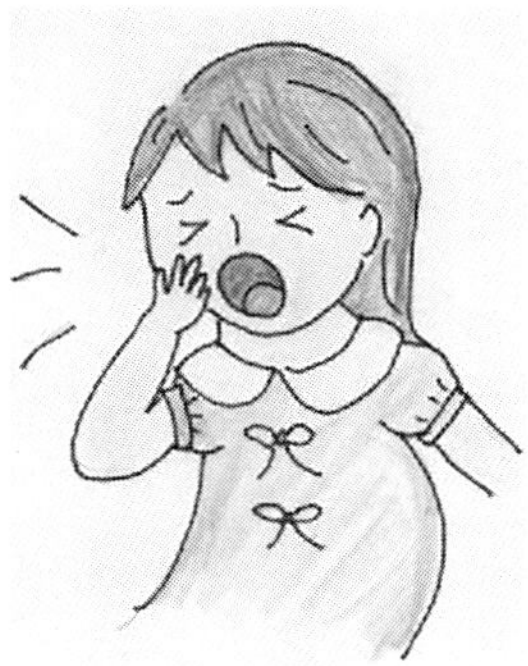

呼吸における空気の取り込みは鼻もしくは口。ここから入った空気は喉頭に送られる。鼻は空気の洗浄をしたり、温度調節をしたりしてきれいな状態で肺に送りこむエアコンのような働きをする。咽頭には軟口蓋があり、食事の時は、蓋になって、肺に行くのを防ぐ役割もしている。こうして呼吸機能を守りながら、酸素を取り込んでいく。酸素がなければ生きられないのが細胞だ。呼吸に欠かせない肺を守るため、気道も協力して働いているのである。

そんなとき、新鮮な空気に紛れ込んで侵入してく細菌やウイルスにホコリたち。身体にとって不要な異物は気道の粘液がからめとってくれる。ウイルスや細菌が侵入してくると、粘液の分泌量が増え、侵入者を容赦なく、包み込んでしまう。このようにして、身体のなかに入りこむのを防御する。このウイルスや細菌を殺した残骸を痰として排除するための行為が咳。このことによって、ウイルスなどの病原菌が排出され、体内で増殖することを防いでくれるのだ。も

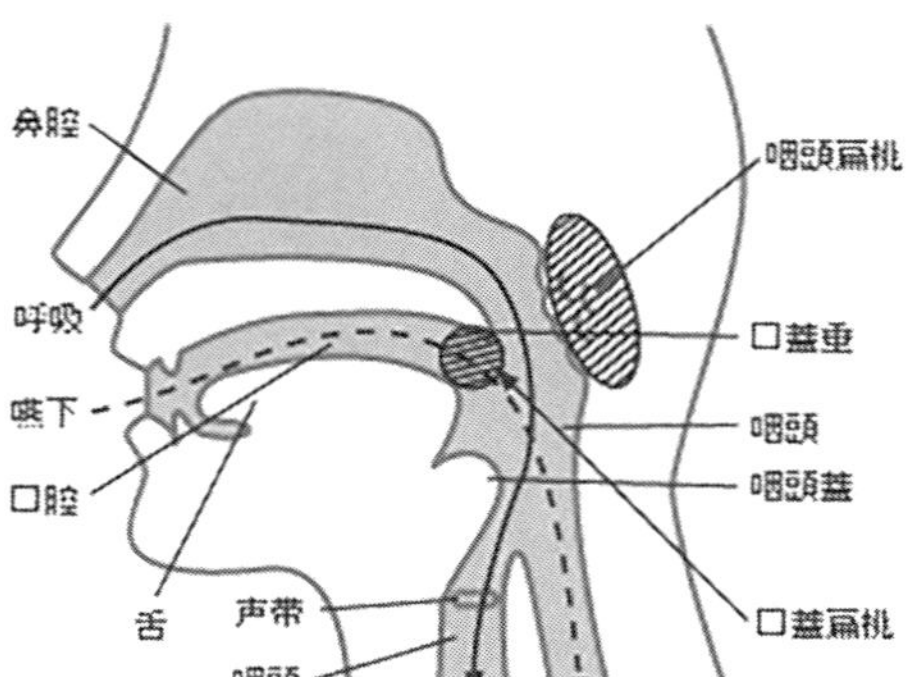

ちろん煙などの有害物質や、飲食物が間違って気道に入るのを防ぐのも咳の役割。むせて咳をすることで、有害物質の侵入を防いでいるのである。

こんなにありがたい咳。けれど、咳が続くと苦しくなったり、胸が痛くなったりしたことはないだろうか。風邪などで気道が炎症を起こすと、ちょっとした刺激で反応し、咳が出てしまう。冷たい空気だけでも敏感に反応する。でも心配しなくてもいい。炎症が治まれば、過剰な反応も沈静化するように身体はできている。

風邪ではなく、咳が出てしまう病気には百日咳、せき喘息、ＣＯＰＤなどがある。百日咳は百日咳菌によって感染する。子どものときに、三種混合ワクチンを接種した方も多いと思う。この中の一つが百日咳菌だ。せき喘息は喘息に特有のゼーゼー、ヒューヒューという喘鳴音がなくて咳が続く喘息だ。ホコリやダニ、花粉やカビの胞子などによって、気道に炎症が起こり、咳が続いていく。ＣＯＰＤは慢性閉塞性肺疾患のことで、気道や肺に慢性の炎症がおこって呼吸機能が低下し、酸素を取り入れたり、二酸化炭素を排出したりする肺胞が壊れてしまう疾患だ。気道に炎症がおきているので咳が出やすく、風邪がなかなか治らなかったりする。また、酸素を取り入れる機能が低下しているので、すぐに息切れもする。

咳が長引き、なかなか止まらないと体力を消耗するのはなぜだろうか。実は咳はすごいパワーがあり、その時速は三〇〇キロメートル。つまり新幹線の速度なのだ。風速で言えば八三メートル。台風をはるかに超える速度である。そして一回の咳で二キロカロリー消費するため、一〇〇〇回の咳で二〇〇〇キロカロリーにもなるのだ。だから咳が止まらないときは、栄養をとってゆっくり休むようにしよう。

なぜ鼻水やくしゃみが出るのか

いっとき流行ったアニメのハクション大魔王。以前はアレグラという抗アレルギー剤のキャラクターにもなり、ハクション大魔王のパワーがあったのか、アレグラはヒットしている医薬品である。

小学生のカンちゃんがくしゃみをすると、ハクション大魔王が助けに来てくれるけれど、私たちがくしゃみをするとつばきが飛ぶし、勢いのいい「ハックション」という音声も伴っ

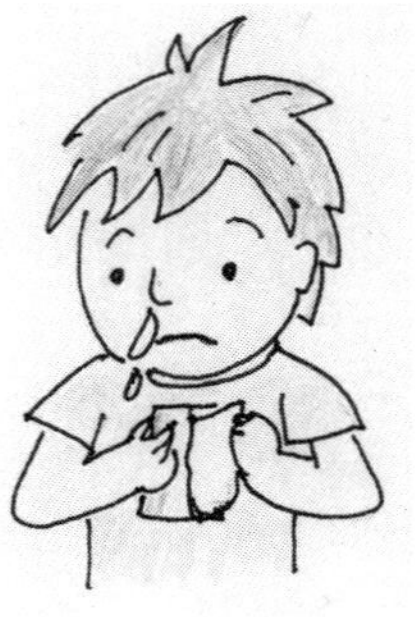

てしまうので、不愉快な顔されるのがオチである。それに私の子どものころは鼻タレ小僧がいたけれど、今ではすぐに治療をして鼻水を止めてしまうので、見た目はきれいになってきた。けれど、鼻水が出たり、くしゃみが出たりするのはちゃんとした理由がある。

まず鼻水。鼻水は花粉やウイルスなどの外敵の侵入によって起こることもあれば、温かいラーメンを食べているときにも起こる現象だ。基本的に鼻は空気を吸ったり、吐き出したりする器官である。呼吸を守るためにはウイルスや細菌、花粉などを侵入させずにシャットアウトする必要がある。そこで鼻水が役に立つのである。

鼻の粘膜の下の粘膜固有層に鼻腺があり、サラサラの成分をつくる漿液腺とネバネバの成分をつくる粘液腺に分かれている。そこで鼻水が作られて、侵入者を粘液でからめてしまうのだ。

鼻水の量の調節するのは主に三叉神

鼻水が出る仕組み

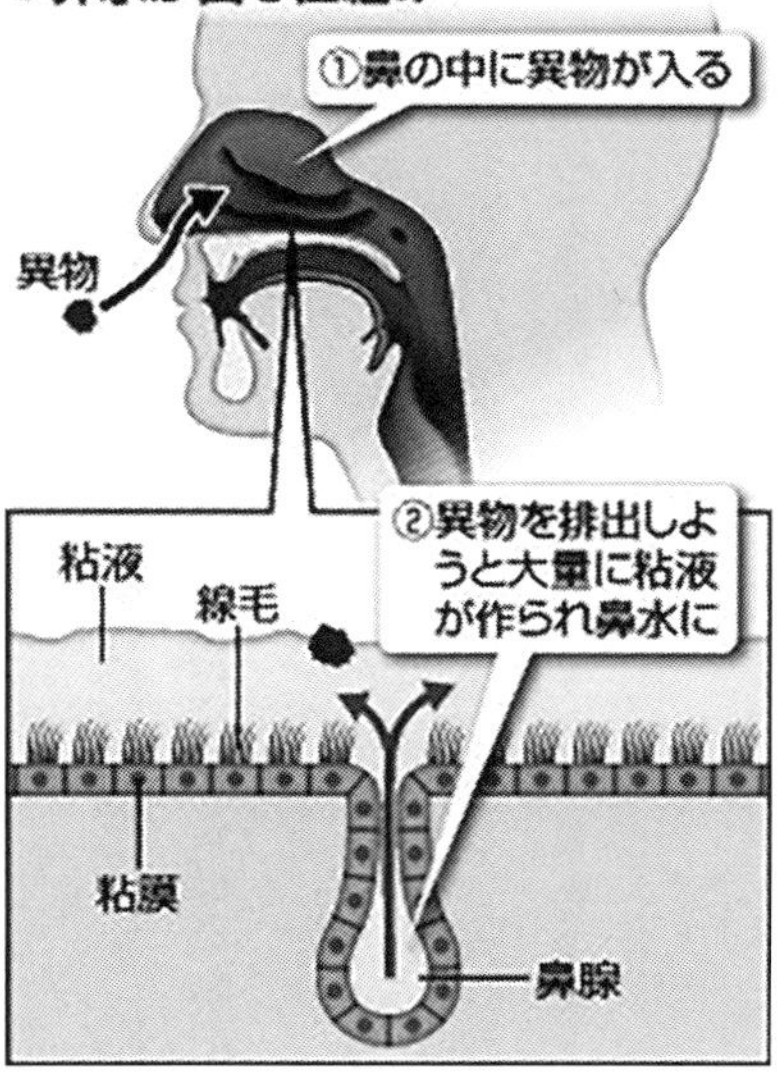
①鼻の中に異物が入る
異物
②異物を排出しようと大量に粘液が作られ鼻水に
粘液
線毛
粘膜
鼻腺

経と副交感神経だ。三叉神経は鼻の中の物理的あるいは化学的な刺激や温度の変化などを察知して、脳幹に伝達する。その情報は上唾液核に伝えられ、副交感神経が動き出す。副交感神経は分泌を促すシグナルを鼻腺に送り、それで鼻水が出てくるのだ。鼻水は鼻の中を加湿する効果もある。鼻の中が乾燥するとウイルスなどの外敵の侵入に抗しきれなかったり、炎症を起こす原因になったりする。場合によっては鼻血の原因にもなってしまう。お皿や鍋など乾燥した状態に汚れがつき、水分を使わないで洗うのは大変である。汚れを落とすのに水が必要なように、鼻の粘膜を守るために鼻水は必要だ。なんと一日に分泌される鼻水の量は一リットル。そのことが実感できないのは、外に流れる鼻水が一〇〇ミリリットルほどだからだ。それ以外の九〇〇ミリリットルは唾液と一緒に飲み込んでしまったり、鼻の湿度の調整に使われたりしている。そのため、一リットル分泌されても普通の生活ができるのだ。

ちなみにラーメンを食べて鼻水が出るのは体温調節のため。身体は一定の体温を保とうとするため、温かい湯気を鼻から吸い込むと、その温かい空気をそのまま体内へ取り込まないように、鼻水を出すことで湯気を冷まそうとする。そのため、鼻水が多く分泌されてしまう。見た目を気にする時代になってしまった現代。鼻水を流しながらラーメンをすするのは恥ずかしいけれど、身体のしくみを考えると、素晴らしくできたしくみだと思う。

ではくしゃみはなぜ出るのだろうか。一つは鼻水と同じように侵入者を追い出すためである。アレルゲンなどが侵入してくると肥満細胞がヒスタミンを分泌する。そのヒスタミンが、鼻の粘膜にある三叉神経の終末にあるヒスタミン受容体とくっつくことにより、インパルスを発する。その信号がくしゃみ中枢に伝わり、さらに信号が呼吸筋、咽頭筋、顔面筋に影響を与え、くしゃみとなる。そのため、くしゃみをするとき、「は、は、はくしょん」と息を吸い込んでから吐き出すのである。くしゃみのもう一つの理由は体温を上げるため。冷たい空気が入ってきても吐く息によって鼻を温めて、温度調節をしている。鼻の中の温度が著しく下がると、くしゃみによって体温が上昇する。寒い時に震えるのと同じように身体を温めるのに役立っている。

ではこのくしゃみの速度はどのくらいであろうか。咳と同じように高速だ。時速にして三二〇キロメートルほど。新幹線と同じ速度で、あっという間に二メートル先に飛んでしまう。一回に消費するカロリーも凄いけれど、くしゃみが出すぎると、肋骨が痛くなることもあるので注意が必要だ。

残念なことに満員電車でくしゃみが嫌われる確立は高い。そんなときはマスクをすることによって、鼻の中の温度が保てるので、くしゃみが出にくくなる。かりに出ても不快感を与える可能性が低くなるので、出やすいときは持ち歩こう。

なぜ耳垢《みみあか》は出るのか

薬局に来る患者で、ときどき耳が聞こえにくくなっていたら、原因は耳垢がたまっていた、ということもしばしば。私の通うスポーツジムでも綿棒が置いてあり、耳掃除に使っている人をよく見かける。ときどき耳掃除のしすぎで、耳のなかに炎症を起こす人もいる。では耳垢はなぜ出るのだろうか。

耳垢は医学的にはじこうと読む。耳垢は皮膚の表皮の角質や外部から侵入してきたホコリや細菌などの不要なものに耳から出した分泌物を合わせたものである。耳には皮脂腺と耳垢腺があり、そこから分泌されたもので耳垢をつくっている。それは耳の機能を守るために必要なメカニズムである。

耳が音を聞くために必要な器官であることは子どものときから知っている人が多いと思う。耳は外耳・中耳・内耳に分かれている。外耳の耳介でまず音を集める。その外耳は軟骨と皮膚で形成されており、ラッパのように音を増幅させて鼓膜に伝えていく。この外耳道の皮膚に汗腺の一種である耳垢腺が存在している。

ちなみに音が伝わった鼓膜は透明なので、その内側の内耳の様子が覗けるようになっている。鼓膜は音波を振動させて内耳に伝えていく。鼓膜にツチ骨、キヌタ骨、アブミ骨の三つの耳小骨がある。この耳小骨はてこの原理で振動を三倍に増幅する増幅器だ。中耳の中は空洞になっており、粘膜で覆われている。太鼓を例にとってみよう。中が空洞になっていて、振動が伝わり、大きな音がする。叩かれる面も弾力性があり、しっかりした素材でなければならない。中耳の粘膜もそのような性質でできている。中耳の粘膜は空気圧を一定に保っている。鼓膜の内側と外側の圧力が同じでないと鼓膜は振動しない。空気を吸収しにくくするため、粘液が分泌されているのだ。また侵入してきた細菌も吸収して、細菌の死骸から出る毒素によって炎症が起こるのを防いでくれている。

内耳は三半規管、前庭、蝸牛から成り立っている。鼓膜に接している前庭は球形嚢と卵形嚢という二つの袋を持っている。このなかに有毛細胞を持つ平衡班があり、感覚器官として働く。聴覚を担当するのが蝸牛。蝸牛はカタツムリからとった名前で、実際にカタツムリのような形をしている。蝸牛にはリンパ液が入っていて、耳小骨の振動がこのリンパ液に伝わり、その揺れを、有毛細胞がキャッチし、電気信号に変えるのだ。その信号が蝸牛神経に伝わり、脳に伝播される。三半規管はバランス感覚を司り、平衡感覚を保つように働く。

　大自然のなかで生きる動物は、さまざまな音で生物の存在をキャッチしてきた。常に目の見える位置だけを気にしていたのでは、外敵に襲われてしまう。そのため、耳を動かす筋肉も発達していた。けれど、人間は首の可動領域が広がったせいか、耳を動かす筋肉は著しく退化してしまったようだ。文化的な生活を送っている人間は、音を人とのコミュニケーションに役立てている。

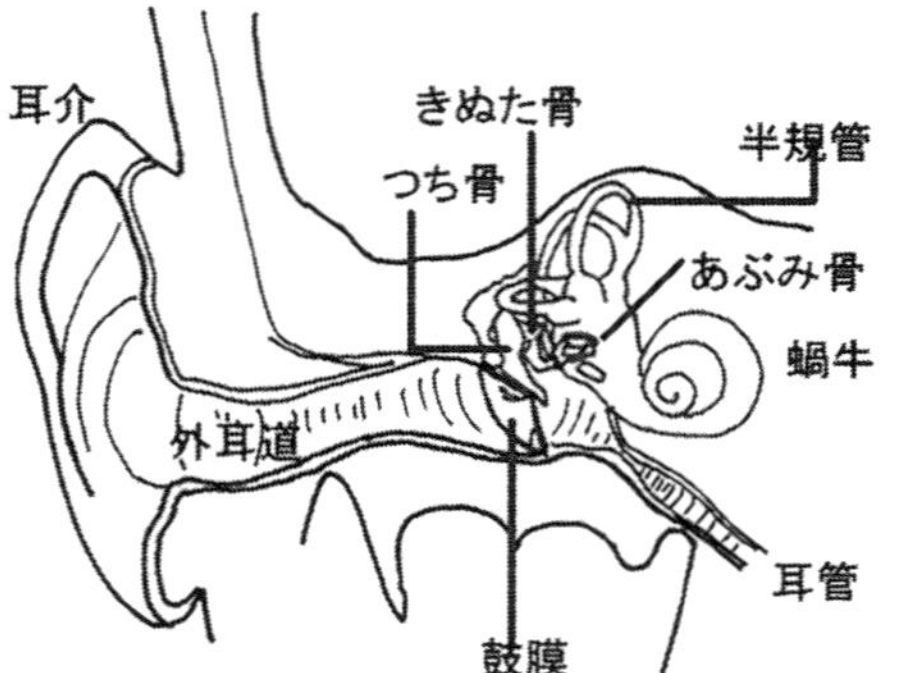

耳断面

　この大切な機能を守るために鼓膜がむき出しのまま守られなかったら、簡単に聞こえなくなってしまうだろう。この鼓膜を守るのが、そう、耳垢である。耳垢の役割は大きく分けて四つ。一つ目はホコリがなかに入るのをブロックすること。二つ目は細菌をやっつけること。弱酸性で抗菌作用があるという。三つ目は保湿効果。皮脂腺から分泌された皮脂により、皮膚の表皮が乾燥するのを防いでくれている。四つ目は虫を寄せ付けない役割。人間が自然に近いところで生活していると、虫が耳に入ってしまうことがある。耳垢腺から出る分泌物の匂いは虫が嫌がる香りなので、寄せ付けない効果があるという。

では冒頭に出てきた患者のように耳垢塞栓はなぜできてしまうのだろう。綿棒などで耳垢をとろうとする行為によって、耳垢を内耳に押し付けてしまっているからだ。耳で作り出した耳垢は食事の咀嚼によって、自然と外に押し出されるしくみになっている。そのため、特に耳垢をとらなくても外側を拭くだけで、十分らしい。

アメリカ耳鼻咽喉科頭頸部外科学会の聴力委員会会長で、シアトルのスウェーデン神経科学研究所の所長でもあるダグラス・バッコウス医学博士は「耳垢の本当の目的は外耳道を清潔に保つことなのです」と明言している。耳垢は汚いのではなく、清潔に貢献しているのだ。

涙と目のしくみ

悲しいことがあったり、感動することがあると出る涙。花粉症のシーズンは勝手に涙が出て困った人もいるはず。また、玉ねぎを刻むときは涙が出てくる。涙は心に反応したり、外からの刺激に反応するため、それほど嫌われているわけではない。井上陽水の歌『飾りじゃないのよ涙は』で「真珠じゃないのよ涙はＨＡ　ＨＡＮ」や「ダイヤと違うの涙はＨＡ　ＨＡＮ」という歌詞にもあるように宝石と同等に語られるほど高貴な輝きを持っている。岡本真夜の『ＴＯＭＯＲＲＯＷ』では「涙の数だけ強くなれるよ」と歌われているし、ケツメイシの『さらば涙』では「さらば涙　いつか泣いた数だけ幸せになれるよ」と歌われている。涙は試練に耐えて乗り越えてきた証であり、心の成長の象徴になっている。どうも同じ分泌物でも鼻水と涙はイメージが違うようだ。

では涙は何のために出るのだろうか。①まず大切なのは目を乾燥から防ぐ働きだ。涙は

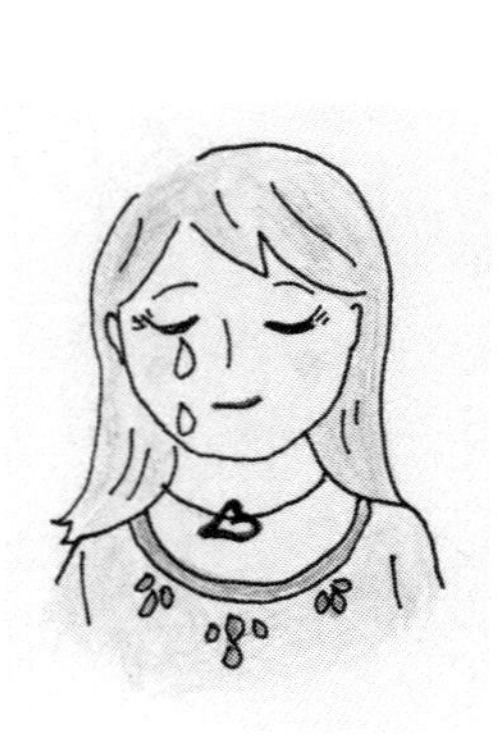

油層、水層、ムチン層からできていている。油層は上下まぶたの縁にあるマイボーム腺から分泌される脂肪質の液体で、目の外側の層にあり、水分の蒸発を防ぎ、目を保護している。水層は涙腺から分泌されたもの。さまざまな成分で構成されている。ムチン層は結膜から分泌される粘性の液体で、直接、目と接している。

②目に酸素や栄養を送る。細胞に対しては血液が酸素や栄養を運んでいるけれど、目には血液が流れていない。つまり血液の代わりとして涙が役に立っているわけである。涙は血液の成分とほぼ同じであるけれど、赤血球、白血球、血小板が含まれないため、赤い色をしておらず、透明だ。涙腺から分泌されるときに、これらの成分がろ過されるからだ。アミノ酸やブドウ糖、ビタミンAなどの栄養成分を含んでおり、目の活動を支えている。

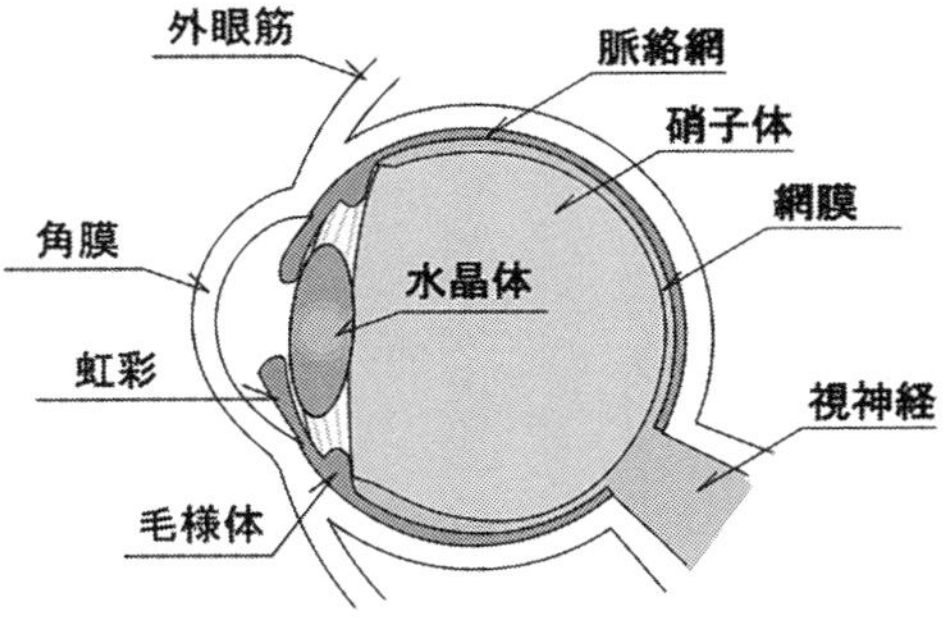

③目を洗浄する。人はまばたきをするたびに涙で目を清浄しているという。雨の日に車を運転していると前が見えないので、ワイパーをかける。そのことで、ガラスがきれいに

なり、視界が開けるのは経験したことがあるだろう。まばたきは房水に流す働きをスムーズにする効果もある。もちろんまばたきの役割は目を清浄にするだけではない。目が乾燥していると、傷や炎症を起こしやすくなり、痛みがともなってくる。この乾燥を防ぐために私たちは一分間に二〇回もまばたきをしている。ビンに水を入れてフタをしめなかったらどうなるだろうか。水が減っていくはずだ。意識しなくてもまばたきは自然とおこなうようにできているのである。

④目をウイルスや細菌から守っている。涙は免疫タンパクやリゾチームという抗菌作用のある成分を含んでいる。外から入り込んでくる侵入者と戦い、目を保護しているのである。

⑤目の表面を均質にする。人間は視覚に頼って生きているため、目は重要である。段差があるのを確認して歩いたり、自動車をよけたり、釘や画鋲を踏みつけないようにするのも視力があってのことだ。それだけではない。美しいものに感動し、美しい芸術を創造するのも視力の力が大きい。その目の表面がザラザラしていたらどうだろう。すりガラスでは光が散乱し、像を結びにくくなってしまう。目に傷があってもやはり見えにくくなるはずだ。その目のレンズを均質にするのが涙である。そのため、ちょっと傷がついても、涙

が分泌され、像を結びやすくしている。これもまばたきによって、均質されているのだ。

　このように大切な働きをするまばたき。猫は人間に比べてまばたきが少なく、一分間で二〜三回ほど。これは第三眼瞼があるため、涙の分泌が十分されているからだとか。人間では第三眼瞼は後退しており、まぶたの内側に痕跡が残っている程度らしい。また視力がいい動物ほどまばたきが多いという。

　ちなみに玉ねぎを切ったときの涙は硫化アリルから目を守るため。涙が異物を洗い流しているのである。では怒ったときや悔しいときの涙はどんな性質なのだろうか。交感神経が優位になっているため、ナトリウムや電解質が多く、塩辛く感じるという。また悲しいときや嬉しいときの涙はもう少しさらさらして水っぽい。そのため、甘く感じる人もいるのだとか。涙はたまった感情を開放する効果もあり、ストレスから守ってくれるという。その理由は脳から分泌されるホルモンのプロラクチンや、副腎皮質刺激ホルモンのＡＣＴＨ、副腎皮質ホルモンのコルチゾールが涙と一緒に体外に流れるからだと言われている。また、涙はストレスによる苦痛をやわらげる脳内モルヒネのエンドルフィンに似た物質も含まれているのだとか。時に感動する映画を見て、涙を流すのも心のバランスにいいことらしい。

唾液の効能

「パブロフの犬」という名前を聞いた人は多いと思う。犬にベルの音を聞かせて食事をあたえると、ベルの音だけで唾液が出るという条件反射の話である。この実験はイワン・ペトーヴィチ・パブロフ（一八四九～一九三六）というロシアの医師によって行われた。彼は両手が利き腕と言えるほど器用であったため、手術が得意で、犬の唾液腺に手術を施し、唾液の量を測定していたのだが、飼育係の足音で、犬の唾液の分泌量が増えることに気づく。その発見が実験の発端であった。

人間は、というと美味しい料理店の話をしていたり、とろけそうな甘いケーキやパフェの写真を見ていたりするだけで、よだれが出てきてしまう。イメージが身体に影響を与えるのである。犬に肉の写真を見せて、餌を与えないとしたら、唾液を出すかどうかは不明だ。犬はおそらく視覚より、嗅覚で判断する生き物であるから、匂いのほうが敏感に反応するに違いない。

　さてこの食べ物を想像しただけ出てくる唾液。人前でタレ流していたら、危ない人だと思われるから、口の外に出すことはほとんどない。とくに話に夢中になっていて唾が飛び出すくらいだ。ところがこの唾液、さまざまな効能があり、身体にとって大切な機能の一つだ。唾液は唾液腺で作られており、一日に一〜一・五リットルも分泌される。日常生活で使われているペットボトルの一・五リットルといったらすごい量である。

　食事の時に分泌される唾液はサラサラとした水っぽい液体で、刺激時唾液と言われる。逆に眠っているときに分泌される唾液はネバネバしており、安静時唾液と呼ばれている。また緊張したり、興奮したりしたときも、唾をごくんと飲み込む体験をしたことと思う。漫画でもよく描写されるシーンだ。この現象は緊張や興奮で交感神経が優位になり、その結果自律神経の作

唾液の役割

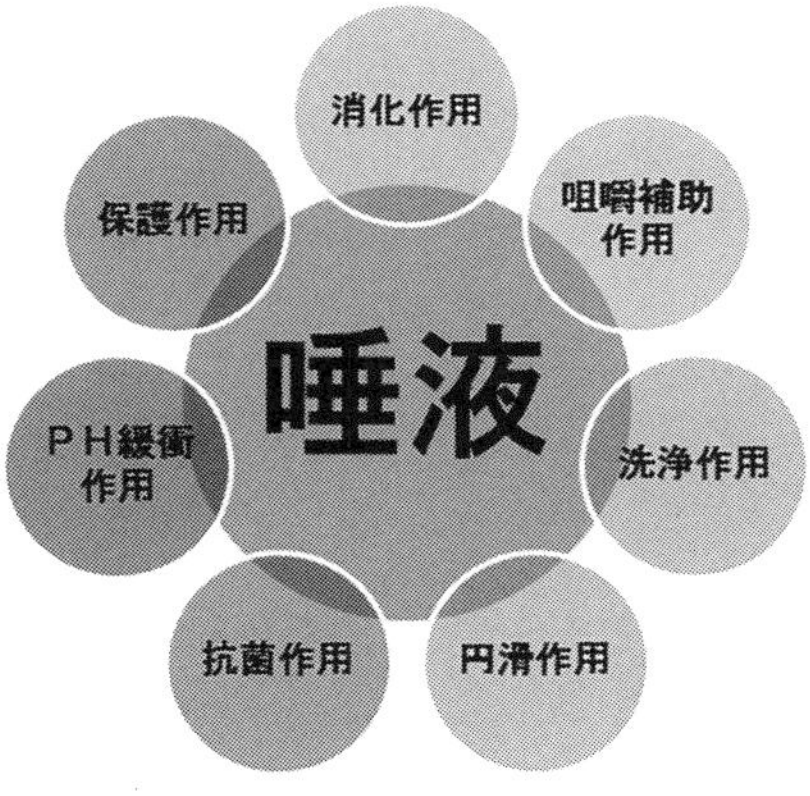
唾液
消化作用
咀嚼補助作用
洗浄作用
円滑作用
抗菌作用
ＰＨ緩衝作用
保護作用

用によって分泌される。このときの唾液はネバネバしている。

では唾液にはどのような働きがあるのだろうか。①口の中を円滑にする作用。食べ物を口のなかで噛み砕くときに、しめらせてやわらかくする。飲み込むときに適度な湿り気があり、水がなくても唾液で喉を通すことが楽に行える。

②口の中の粘膜を保護。できたてのグラタンや、ジュワーっと焼けているステーキを食べたときや、熱いコーヒーを口に入れてしまったときなど、舌を火傷してしまったりする。口で息を吐きかけて冷ます行為をしてから口に入れるのだけれど、時に冷めていないまま口に入れてしまうことがある。唾液が温度調節をして、火傷の治りを早くし、口の中を守っているのだ。また魚の骨やおせんべいの硬い部分が粘膜にあたっても、唾液によって損傷しにくくなっている。酸性の強い飲み物や刺激物を口にしたとき、守ってくれるのも唾液だ。デスソースなど辛いものが好きな人でも、唾液の作用によって口の中が守られているから、食べることができるのである。

③虫歯菌によって溶かされた歯をもとに戻す働き。歯は食事を取ることによって、ミネラル成分が溶けてしまう。ところが唾液のなかにはリン酸やカルシウムなどのミネラル成分が豊富に含まれているため、歯を元通りにする効果がある。また虫歯菌によって酸性に

かたむいた口腔内のＰＨを調節し、細菌の繁殖を抑えてくれる。

④食べ物を消化する働き。唾液のなかにはアミラーゼという消化酵素がふくまれており、デンプンを麦芽糖に分解する。そのことによって、消化しやすい状態にして食堂に移動していくことができるのだ。

⑤口の中の殺菌作用。口の中から鼻からと同じようにいろいろな病原菌が入り込んでくる。それらと戦うのも唾液の役割だ。唾液のなかにはリゾチーム、ペルオキダーゼ、免疫グロブリン、ラクトフェリンなどの成分があり、外からの侵入者が体内に入り込んでいくのを防いでくれる。

⑥味を感じるのを助ける働き。みなさんもご存知のように舌には味蕾という味を感じとる器官がある。けれど、味を感じるにはきちんと浸透しなくてはならない。唾液が素材の味を浸透させ、味蕾で味を感じる手伝いをしているのだ。昔と違って、今では空腹を満たすよりも味で楽しむ時代だ。唾液があるからこそ、美味しさが引き立ち、味道楽ができるのである。

⑦水分を補給する役割。水分を補給すると言っても唾液が水分がわりになるわけではない。体内の水分が不足すると、唾液の量も減り、「のどが渇いた」という気持ちを起こさ

せてくれる。その結果水分を補給したくなるようにできているのだ。

唾液にはいろいろな効能があることがわかったと思う。唾液がよく出ることは、歯の健康や、食事を消化することで身体の健康に役立っているので、本当にありがたいことなのだ。

体毛と髪の毛と脱毛の意味

薄毛に悩むのは男性だけではない。女性も同じである。そのためか、女性用の育毛剤も売れ始め、広告をよく見かける。私も気になって買ったことがある。後頭部に五百円玉大の大きさの脱毛ができてしまった。さわってみるとつるつるだ。初めて円形脱毛症というものを体験した。早く戻って欲しくて、いろいろ育毛剤を試してみたけれど、生えてくる形跡がない。本当に生えてくるのだろうかという不安を感じていたころ、やっと毛の生えてくる兆候が見えたときには本当に嬉しかった。おそらく半年は過ぎていただろう。そして今では普通に生えている。もちろん禿げてしまったときでも痛みや痒みがあるわけではない。髪の毛を気にするのは、単純に美しく見られたいからだと思う。

他の動物と違って、人間には髪の毛が生えていて、体毛は薄くなっている。最近では男性でも髭の生えない若者がそれなりの人数で存在している。アラブ社会は例外として、高校生までは髭をそらなければならないし、社会人になっても髭をそらなければならない職種が大半だ。髭をファッションで伸ばせる人は減ってきたから、必要ないと思い始めた男性も多いのではないだろうか。女性が薄毛に悩み、男性に髭が生えないとなると男女の体毛に何か変化が起き始めている気がする。それに体毛はレーザーで簡単に処理できるようになり、脇の下や手足の永久脱毛をする人は少なくない。人間が欲しいのはふさふさの髪の毛だけになったと言っても過言ではない。ではこの気になる体毛、なぜ人間だけが、他の哺乳類と違っているのだろうか。

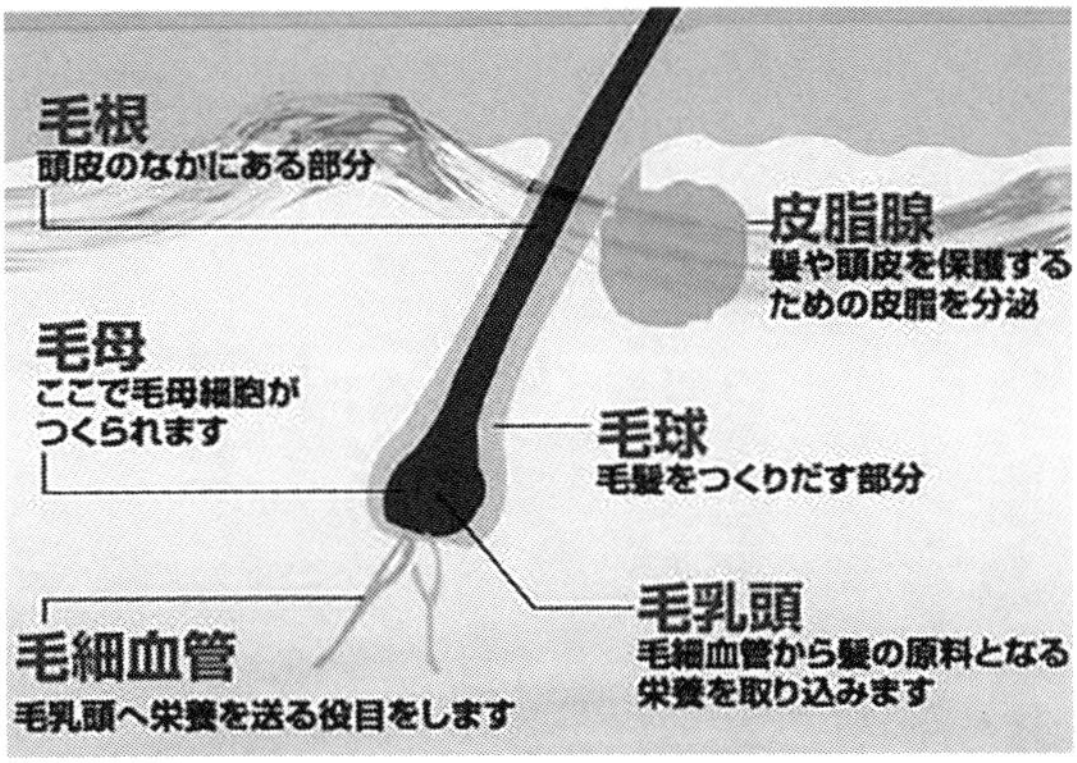
毛根
頭皮のなかにある部分
皮脂腺
髪や頭皮を保護するための皮脂を分泌
毛母
ここで毛母細胞がつくられます
毛球
毛髪をつくりだす部分
毛乳頭
毛細血管から髪の原料となる栄養を取り込みます
毛細血管
毛乳頭へ栄養を送る役目をします

魚のように海にいたときには体毛は必要でなかった。哺乳類でもイルカやクジラのように海で生きる場合、体毛はない。もともと体毛は毛の隙間に空気をためこんで、保温することに都合よくできていた。アザラシのように半分陸上でも生活する場合、体毛の意味があるけれど、日常を海で生活する場合、空気を含む必要もないし、泳ぐときに水に対する抵抗力になってしまい、早く動けなくなる。水泳をするときに密集した毛に水が入り込んだらどうなるだろうか。衣類が水を含んだだけでも泳ぎにくくなってしまうから、推測できると思う。

爬虫類は自分で熱をつくることができないため、日中、太陽の光をためこみ、保温するのであるが、哺乳類は自分で熱をつくることができる。陸に上がった哺乳類は森林で生活するため、体温が逃げ出さない工夫をする必要が出てきた。さらに森林のなかでは、石があったり、トゲがあったり、折れた木が突き刺さったりする可能性さえある。そのため、体毛が保温と保護の両方に役立つように増えていったと考えられている。

では、人間はなぜ違った容姿に変化したのであろうか。一般的には草原に出ることによってだとされている。草原に出れば、日中、太陽のから降り注ぐ直射日光だとか、宇宙から降り注ぐ放射線を浴びることになる。動き回っていた人間は体温を冷やすことをしないと脳の機能を維持する危機にさらされる。そのため、汗腺を発達させる必要があった。汗の成分のほとんどは水で、汗が蒸発するときに熱を冷ましてくれる。それで体毛が退化し、汗腺が発達したという。

進化論で有名なダーウィンは性的な魅力を発達させるために体毛を退化させ、髪の毛を発達させたと主張した。男女の美しさを誇る芸術を見てみよう。ボッティチェリの『ヴィーナスの誕生』では体毛のない裸体に美しい髪がなびいている。キリストは長い髪と髭が象徴であるが、ボッティチェリの『ピエタ（キリストへの哀悼）』では髭のないキリストになっている。またミケランジェロの代表作、ダビデ像は体毛と髭がない。人間は美を求めるので、現代も美しさを求めて頭皮を豊かにし、体毛や髭をそっている。男性で髭が退化しているのは、剃る必要がなくなるメリットから考えると自然の流れなのかもしれない。

では男性はなぜハゲに悩まされるのだろうか。脱毛は男性ホルモンが変性し、ジヒドロテストステロンに変わり、それが毛乳頭と結合することによって起こる。だから抜け毛を防ぐために男性ホルモンを減らすことの意味はないと言われている。女性ホルモンと男性ホルモンのバランスがとれていると、若いときのように筋肉もあり、毛髪が豊かであることが可能だという。少し女性ホルモンを豊かにする食事も取り入れてバランスをとれば、だいぶ改善されていくのではないだろうか。ちなみに髪の毛は何種類ものケラチンでできており、パーマをかけて、ヘアスタイルを楽しむことができるし、伸ばすこともできる。髪の毛は二〜六年で生え変わると言われているが、眉毛は三〜四ヵ月。美のために眉毛や髪の毛を触るようになった人間。将来はどのように変化するのであろうか。

コラム

いなばの白うさぎと蒲のはなし

島から海を渡ろうとした白うさぎは、泳ぎが苦手です。陸ではカメより早く走れても、泳ぎはカメに勝てません。そこでワニにこんな話を持ちかけます。「ワニさん、私たちとワニさんのどちらの数が多いか、数えてみようではないかね」。そこでワニは仲間を呼んで並んでいきます。ウサギは数えるフリをしながら、ワニの背中をピョンピョン飛んでいき、向こう岸にたどり着きます。騙されたことに気づいたワニは怒って、ウサギの皮を剥いでしまいます。そこにやってきたのが、大国主命の八十神たち。「なんと可哀想なうさぎさんよ。それなら、海につかって、風にあたると傷はよくなるよ」と言いました。ウサギがそうすると、痛いのなんの、悲鳴を上げるほど傷はひどくなってしまいました。すると大黒さまがやってきます。「これはひどい。すぐに川の真水で洗い、ガマの穂綿で身体をくるみなさい」と言います。言われたとおりにしたら傷はすっかりよくなりました。

このガマの穂綿はふわふわして白い綿のようで白うさぎの毛を連想します。もともとは蒲の穂綿ではなく、蒲黄で、花粉のことを語っていたようです。やわらかな穂綿を並べて、フカフカのウサギの毛のような布団に横たわり、花粉をつけていたのでしょう。蒲には雌花と雄花があり、穂は雌花。その上の突き出た部分が雄花です。花粉が少しでも飛びやすいように上に突き出ているとか。雄花が散った後に雌花が咲くので、近親相姦がないのも特徴の一つ。花粉は外用では傷薬として使われ、内服では利尿作用や通経作用があると言います。

ちなみにウサギは体重が軽く水に浮きます。けれど、水は大の苦手。だから自ら水に入ることはしません。水に濡れた後、身体がかわかないと、風邪をひいたり、カビに感染することもあります。水のなかで泳がせないほうがいいようです。

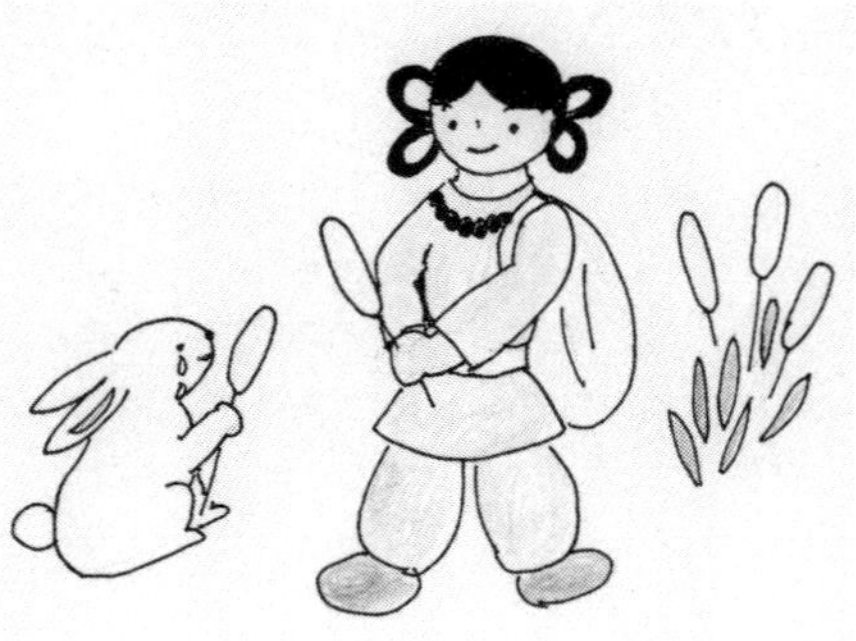

第四章　微生物との共生

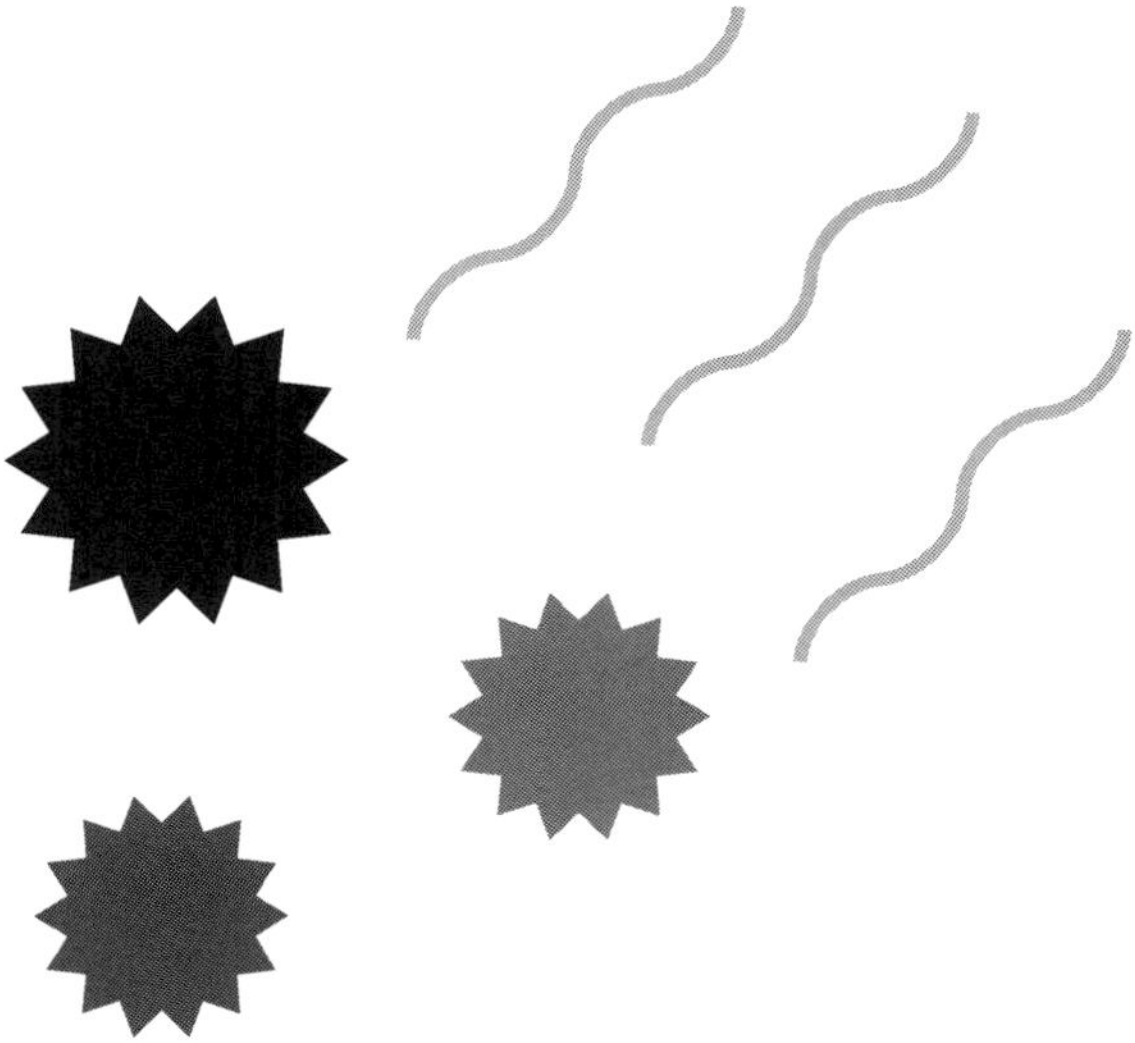

ウイルスは本当に悪なのか

えっ、ウイルスは人間にとって嫌うべき邪魔者ではなかったの？　人間に寄生することによって、共に進化してきたって、本当なの？

フランク・ライアンによって書かれた『破壊する創造者』を読んだ私は、これまでの世界観が吹っ飛んでしまった。だってこれまでウイルスは敵であり、人間に害を与える忌まわしき者、と思い込まされて生きてきたのだから。特に薬剤師の私は、薬によって増殖を抑えることが正しい対応の仕方だと信じてきた。ところがウイルスの存在なくして人間の生命が存続することはなかったことを知ったのである。全身に稲妻のような衝撃が、走ったといってもいいほどすごい感動をしたのである。宇宙の英知を見てしまったような驚きと言っていいだろう。

私たちが知っているウイルスは人の身体を蝕み、傷つける存在である。ヘルペスウイルスは水疱瘡にかかると身体に潜んでいて、ときに帯状疱疹となって神経を住処として痛みを引き起こす。それがもし、目であれば失明だってしかねない。でもちょっと待って。そうなるのは体調が崩れたときであり、体内のバランスがとれていれば、悪さをするわけではない。

ではインフルエンザウイルスはどうだろう。新型インフルエンザのときは、報道が恐怖を煽り、空港で入国規制もあったほどだ。本場のアメリカでは報道は冷静で、死亡者がいても「インフルエンザによるものではなく、その後肺炎を起こしたことが原因だから安心してください」と放映していたという。確かに脳症を引き起こしたり、肺炎を引き起こしたりしなければ、基本的に普通に生活できる病気だ。たいていどんな人も一生のなかで、何度かインフルエンザウイルスに感染してきたはずだ。

脳症ということでいえば、熱中症だって同じだ。かつて真夏にテントを背負って登山に行ったとき、水場がなく、脱水症状を起こしたことがある。山では山小屋か川の水を水筒に入れて歩き、水分をとる。一日一〇時間以上、テントと燃料、水を持って歩くため、相当な重量である。最後の水を飲み干しても歩かなければならなかったとき、仲間の一人が歩けなくなり、けいれんを起こし始めた。受け答えがおかしい。山のなかで止まっても、すぐ近くに病院などなく、民家さえない。下山するまで歩かなければ、解放されない。運動と夏の暑さで上昇した体温を下げる汗の原料がなくなれば、体温は上昇する。そのときは元気のある人が川を探し、水を持ってきて、歩けるようになったのだ。水は最高の薬である。

脳症を起こす原因はインフルエンザだけではないはずなのに、なぜか過剰に反応し、インフルエンザの薬の大半は日本で消費しているという精神的パニックのほうが問題だろう。高熱のときに何をするのか、ということを冷静に対処すればいい。食物アレルギーの人がいても卵や牛乳が市場からなくなることはない。それは多くの人に無害であることを知っているからだ。欧米ではインフルエンザはほっておいても治ることを知っているので、薬を飲まない人が多い。ウイルスはどこにでもいて、常に呼吸とともに入り込んでいる。それほど悪人ではないかもしれない。

ではエボラウイルスはどうだろうか。感染した人の多くが死んでしまうから、悪者に違いない。でももしエボラウイルスが風土病であるなら、生き残った人たちに抗体ができるため、悪さをしなくなるのではないだろうか。ウイルスは宿主に寄生することによってしか、自らを複製できないのだから。自己増殖する細菌とは違う。

たぶん私たちがウイルスを恐れるのは目に見えないからだと思う。研究でウイルスや細菌、カビを見続けている人は、それらに愛情を持っていることもしばしばあるのだから。ではまずウイルスを理解するためにウイルスの発見の歴史を見てみよう。

ウイルスの発見

ウイルスという言葉はラテン語に由来する。「蛇の毒液」や「人間の精液」という意味があり、粘液質の物質をさしていたらしい。ギリシアの医師、ヒポクラテスは病気がウイルス（病毒）とミアズマ（障気）から起こると語った。ウイルスは蛇の毒だとか動物の唾液のようなものをいう。またミアズマは沼のようなよどんだ水、動物や人間の死体から発する気体のことを示していたらしい。確かに動物などの腐敗し始めた死体はものすごい異臭がする。その匂いによって吐き気を覚える人は多い。気体を通じて何かが運ばれて、人間が吸い込んでいる。気体が人間に影響を及ぼしているから、的を射ていると思う。このようにウイルスは病気の原因として名前がつけられ、そのようなイメージで理解されてきたのだ。ウイルスの意味が変化するのは、ウイルスの正体が明らかになってからである。

一九世紀の終わりごろ、葉巻やパイプに変わりシガレットが流行していた。もちろんタバコの生産も盛んである。そんなとき、オランダのタバコ農場で深刻な伝染病がタバコの葉に襲いかかり、収拾がつかない状況になっていく。タバコの葉は濃い緑と淡い緑のモザイクのようになっている。そこで、困り果てたオランダ農民は一八七九年に、農業化学者であるアドルフ・マイヤーに相談をしようと訪ねて行った。

マイヤーは農場を訪れ、そのタバコの状態を見て「タバコモザイク病」と名付けた。その葉の状態が深刻であることはわかる。けれど、原因は何だろう。土の状態はいいか、日照が悪くないか、温度は変動が激しいだろうか、と考えつく原因を多岐に渡って調査した。ところが、これといって問題は見当たらない。では真菌に感染しているのだろうか？　じゃがいもなどの植物が真菌に感染することはわかっている。調べたけれど、カビが住み着いているようでもない。困り果てたマイヤーはタバコの絞り汁を健康なタバコに注入してみることにした。そうすると健康なタバコがモザイクの葉に変化していくではないか。マイヤーは瞬時に閃めいた。このタバコモザイク病の絞り汁に秘密が隠されているはずだ。これを調べれば、何かが見えてくるに違いない。そう確信したマイヤーは、タバコの絞り汁を培養基に入れて、観察を始める。すると期待どおり、細菌のコロニーができているではないか。マイヤーはこの細菌のコロニーを健康なタバコの葉につけてみた。ところがそれは何の変化もなかった。マイヤーはここで出口を見つけることができなくなってしまった。

この研究を引き継いだのが、マルティヌス・ベイエリンクだ。彼は細菌より小さな何かが原因かもしれない、と考えた。そして細菌や植物の小さな細胞も通さない濾過器を使って液汁を濾過し、その濾過した液をタバコに注入する。そうしたら予測どおり、モザイク状の病斑を出し始めた。この液のなかに何が含まれているのか。そしてどんな性質を持つのか。そう考えたベイエリンクはこの液汁にアルコールを入れてみたり、加熱したりして効力が変化するのか観察した。それでも感染力に影響はない。それでは乾燥させたらどうだろうか。そう考えた彼は濾紙を液汁に浸し、乾燥させた。その濾紙をさらに水に浸して、感染力があるか調べるため、水溶液をタバコに注入した。すると元気なタバコにモザイク状の病斑が現れ出している。きわめて生命力のある何か小さなものが原因であるに違いない。

ベリエリンクはこの謎の目に見えない物質を「ウイルス」と名付けた。ここから本当の意味でのウイルスの歴史が始まる。細菌やカビより小さいのに、強い感染力を持つウイルス。この正体が明らかになったのは、電子顕微鏡の登場によってである。ちなみに細菌は一ミリの一〇〇〇分の一のμmの単位で一~五μmほど。コロニーを形成しない限り、やはり肉眼では見えない。その一〇〇〇分の一まで見ることができる電子顕微鏡によって二〇~九七〇nmであることがわかってきた。単独で細菌のように増えることはない。けれど、植物に感染すると増えていく性質。このウイルスとはどんな存在なのであろうか。

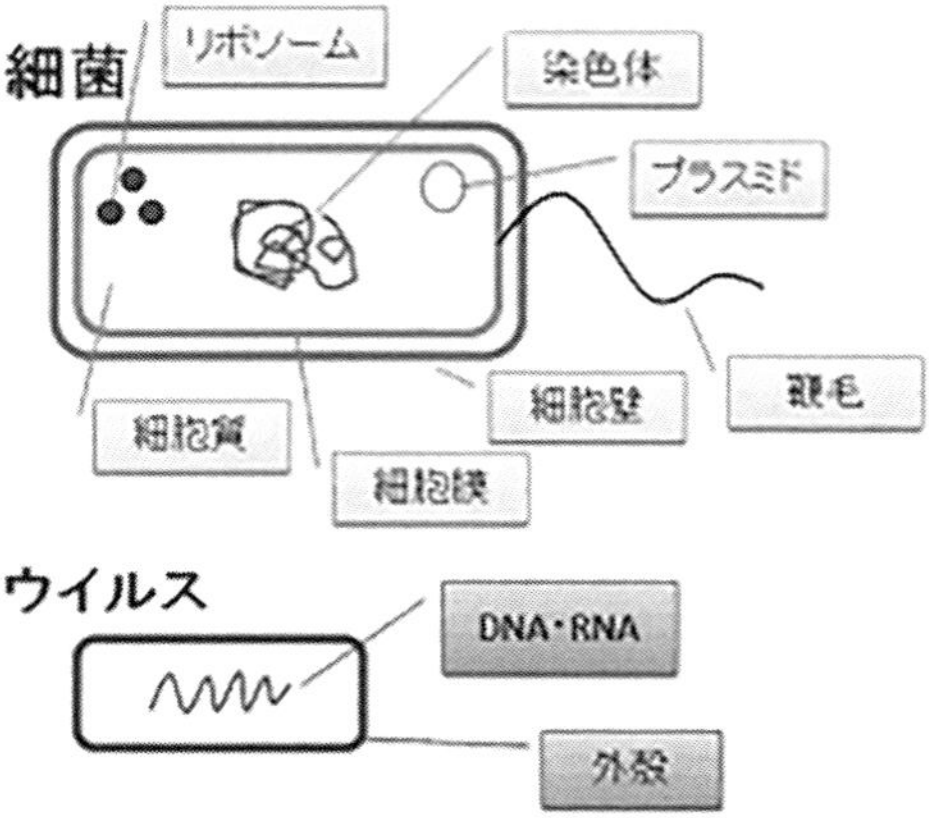

ウミウシに寄生するウイルス

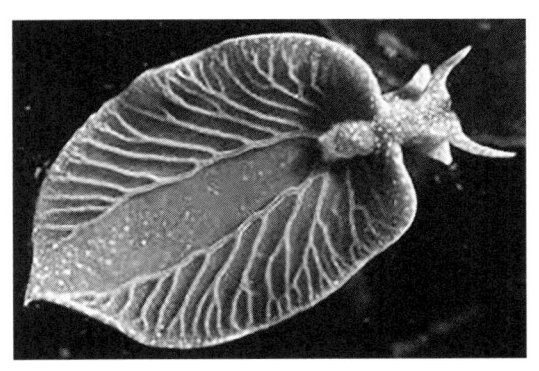

海の中をオレンジや青、紫などのカラフルな色をして泳いでいる。ときにはピカチューのような顔をしているし、猫の顔に見えることもある。海の宝石とも言われる、この小さな生き物はスキューバダイビングをする人たちでも人気の高いという。その名は「ウミウシ」。世界では三〇〇〇種類以上発見されている。

そのなかで「エリシア・クロロティィカ」というウミウシはきれいな緑の葉のようなものをヒラヒラさせて海のなかで舞を見せてくれる可愛い生き物だ。学術的には動物に分類されている。その一方でイギリスの植物学者、

フレデリック・キーブルがつけた分類名である「植虫類」とも言われる。植物としての性質を持っているかららしい。そもそも自然界にあるものは境界がなく、進化の連続性のなかで、いろいろな性質を増やし、変化をしていく。それを学問のために人間が分けているだけにすぎない。果物の大きさも出荷のときに大、中、小に分けるが、実際はすべて大きさが違っている。商品として売るために、無理に当てはめているだけだ。すべて違う大きさ。すべて違う色。その多様性を分類するのではなく、あるがままに素直に観察してみよう。

このウミウシは雌雄一体型の生物だ。そのため単独で産卵する。この生き物は春の暖かさが始まるときに、汽水のなかに卵の塊が産み付けられるという。だいたい一週間ほどで卵から幼い生き物が生まれ、新しい世界へ出発する。この幼い生き物は数週間ほど、生まれた場所で泳いで過ごす。その後、彼らはひたすら泳いで集まる場所はヴァウチェリア・リトレアという藻類だ。その目的は藻類のなかにある緑の糸状体。見つかればそこに付着する。幼子が乳房に吸い付くように本能的にそれは行われる。赤ちゃんは母親が乳房を差し出すけれど、ウミウシは自力でその食糧を探し出し、到達するところが、哺乳類とは違う。

ヴァウチェリア・リトレアに付着したエリシア・クロロティカは、葉緑体を取り入れていく。葉緑体は太陽の光を取り入れてエネルギーに変えていく性質がある。日光からエネルギーを取り出す働きを光合成と呼ぶのであるが、植物は光合成によってエネルギーを得ることができるため、動物のように食べ物をとらなくても生きていけるのである。

ではこのエリシア・クロロティカはヴァウチェリア・リトレアの葉緑体を取り入れてどのように変化するのであろうか。まず姿態が変わっていく。その前は尻尾に顔のついたような、ナメクジが泳いでいるようなシンプルな姿であるが、美しい葉っぱのような生き物に変身するのである。変化するのは容姿だけではない。ヴァウチェリア・リトレアから取り入れた葉緑体を自分の身体に組み込み、光合成だけで生きていける植物のような動物に変化するのである。そのため、このウミウシは口を失ってしまう。ちなみにメイン大学のメアリー・ランポ博士は藻を食べたエリシア・クロロティカと藻を食べさせないエリシア・クロロティカを比べたところ、藻を食べほうは一年生きていたけれど、そうでないほうは早く死んだという。一般的には光合成によって九〜一〇ヵ月ほど生きられるらしい。

人間は菜食主義者であっても光合成だけで生きていくのは難しい。もちろん短期間であれば水だけで過ごせるけれど、七〇年間水と光で生きた人の話は聞いたことがないし、出会ったこともない。

ではこのエリシア・クロロティカに何が起こったのだろうか。ヴァウチェリア・リトレアから取り入れたＤＮＡを自分の身体に取り込んでいるのである。ではどうやってこのようなことが可能になったのか。普通に考えたら、こうした現象は起こらないように生物は生まれついている。エリシア・クロロティカはヴァウチェリア・リトレアを食べると葉緑体と他の組織に分けていく。葉緑体を消化管に取り込むと、消化管は拡大し、枝分かれしていく。その後はずっと光合成の世界だ。どうやってこの力は生み出されたのだろうか。

ＤＮＡが新しく組み込まれていくのに、何かが関わっている。驚いたことに、この影の立役者はウイルスだったのだ。ウイルスはわずかな遺伝子とそれを取り囲むタンパク質だけでできている。そのため生物に寄生し、生物の細胞分裂を利用して、自分を増やしていく。この性質が、葉緑体の遺伝子をそのまま、エリシア・クロロティカに移動させたのである。ウミウシに寄生しているレトロウイルス。逆転写酵素という特殊な化学物質を持っている。つまり、ウイルスは悪さをしようとする存在というよりは、遺伝子を移動させ、生命を進化させる役割があったのではないか、ということだ。

人間とウイルスの共生

海の小さな生き物であるウミウシがウイルスによって植物の性質を持つとしたら、人間はどうなのだろう？　ウミウシは毒のある藻を食べて毒を取り込み、魚に捕食されないようにしている種類も多い。人間なら毒のあるキノコを食べたら死んでしまう。ところがウミウシは毒を自分の性質にすることによって、自分も毒も生きる共生の道をつくっている。人間は多くのウイルスと接しているけれど、共生している可能性がある。

ウイルスがもし人間のなかに入ったら何をするのだろうか。基本的にはウイルスも進化し、生き延びたいから、共生できる関係性を築きたいのではないだろうか。細胞の増殖活動を利用して、自分自身を組み込み、増やしてもらう。そんな状態を細胞が黙っているわけはないから、追い出そうとする。そして身体の免疫システムが働き、ウイルスは退治され、死滅していく。ところがその一部が残り、共存の道を歩んでいったとしたら？　それは何か役に立つことで存在しているのかもしれない。そう、ウミウシのように。

以前騒がれたエイズ（ＡＩＤＳ）。最初の報告があったのは一九八一年。エイズは病名で、発症しなければHIV感染ということになる。ＨＩＶと名付けられたのは一九八六年だ。かつてアメリカ人の同性愛者がエイズを発症し、免疫不全症候群となり、免疫システムが破壊されてしまった。そのため、カリニ肺炎とカポジ肉腫になり、やせ衰えて死亡していった姿が焼きつき、ＨＩＶに感染すると恐ろしい死に方が待っているというイメージにつながった人も多いと思う。ハリウッドスターのチャーリー・シーンやロック・ハドソンなどカミングアウトしている有名人も多い。残念ながらロック・ハドソンはエイズを発症して死亡している。ところがこのＨＩＶと人間との間にも共生関係が芽生え始めている兆しがある。

ウイルスが侵入してくると、宿主はこの外から侵入してきたよそ者を追い出そうと攻撃する。またウイルスも自分を増やそうとして闘っていく。それぞれのエゴがぶつかり合い、自己を保存しようとする。ところが結局お互いに疲れるだけだから、ウイルスの侵食がそこで止まってくれるなら、追い出さないよ、という協定を結ぶ段階がやってくる。コアラとコアラレトロウイルスは新たな段階に入っているという。多くのコアラが感染し、レトロウイルスが体内で変化し、もはや外からやってきたレトロウイルスではなく、なかに存在するウイルスとして共生するようになっているという。そう、宿主のゲノムが融合したのである。そして融合させることのできないコアラが淘汰され、共生できるコアラが生き残り、その能力を子孫に伝達していくのだ。

人間のなかにもこのような痕跡が見つからないだろうか。一九九六年、カリフォルニア工科大学のロイ・J・ブリットンは、人に有効な遺伝子として七個紹介している。皮膚や目にとって大切なケラチン遺伝子、免疫に関与する遺伝子、副甲状腺ホルモンに関与する遺伝子、ヒト乳がん遺伝子「ＢＲＣＡＩ」、デンプン消化酵素アミラーゼに関わる遺伝子、子どもの腎臓腫瘍、ウイリアムズ腫瘍に関係する遺伝子の制御に関わっているという。ウイルスとの共生により進化しているのだ。

さらに人間の胎児と母体を守る膜のなかにレトロウイルスの痕跡があることが発見された。女性の卵子と男性の精子が接合する受精。卵巣から卵管に取り込まれた一個の卵子に、何億もの精子のたった一匹だけが、入り込むことができる。この受精卵が子宮にたどり着き、子宮内膜上皮を通って、子宮内部に到達する。このとき胚となった受精卵と母親をつなぐ胎盤が作られていく。このときＨＣＧというホルモンが分泌され、エストロゲンとプロゲステロンの分泌を促すことにより、胎盤はふかふかのベッドのように心地いい状態に変化する。そこで胎児は安らかに育っていく。胎児の成長を支えるのは母親の血液だ。胎児は母親の血管から必要な酸素や栄養を受け取って形ができていく。

ところが、胎児と母親は別人である。血液型が違っていることもそれなりの割合である。私は血液型がO型で、母がA型だ。そうすると当然ながら本来は拒絶反応によって、生きることができなくなる。そこで活躍するのが、胎盤だ。胎盤には内膜直下筋層と呼ばれる細胞一つ分の薄い膜がある。この膜が母親の血液と胎児の血液を分ける働きをする。さらに胎児は父親の遺伝子を持っているため、母親は他人だと認識する。臓器移植の時に起こるのと同じ拒絶反応をするはずだ。ところがそうならないのはこの薄い膜が、母親の血液と胎児の抗原を混じらないように守っているのである。この細胞一個分の膜。普通に細胞がつながっていたら、隙間ができて混ざってしまう。ところがこの膜は細胞が融合して一つの核を持つ大きさに変化しているのだ。細胞を融合させるときに働いているのが、レトロウイルスである。レトロウイルスは細胞に炎症を起こし、細胞膜をなくしてしまう力がある。そのため、凝集させることが可能となる。私たちの身体に適応したウイルスが、自分の居場所を確保するため、宿主に生きてもらうように働く。自然界は私たちのまだ知りえない、素晴らしい共生関係を築き上げているのである。

細菌と土と内臓

ウイルスと人間の共生があるとするならば、細菌とはどうであろうか。ウイルスより大きくても細菌は人間の目で見ることができないほど小さいのは同じだ。その歴史は精度の高い顕微鏡まで待たなくてはならなかった。微生物の発見に寄与したのは一六三二年にオランダのデルフトで生まれたアントニ・ファン・レーウェンフックだ。彼は化学者ではなく、織物商を営んでいるただの商人にすぎない。そんな彼は商品の検査をしっかりおこないたかった。それで、台座にレンズのついた簡単な顕微鏡を使い、繊維の品質をチェックしていた。ある日彼はロバート・フックの記した『顕微鏡図譜』を見て、顕微鏡のレンズの向こうにある物質が、レンズで拡大されることによって、全く違う様相を示すことに興味を持つようになった。彼はレンズを精密に磨き、当時最も高倍率の顕微鏡をつくることに成功する。ヘラジカの毛を見るとそれはまるで丸太のように見える。繊細な細さは感じられない。実際の大きさの二〇〇倍以上のサイズなのだから当然である。一ミリのものが二〇センチ以上の大きさに見えてしまうという驚きはすごかったに違いない。

さらに興味を持った彼は池の水や雨水を覗いた。そうすると水面を泳いでいる生き物がいるではないか。棒のような形やコルク抜きのような形にすぎないけれど、確かに生きている！　けれど、彼は科学者ではないので、論文で発表することのないまま、生涯を閉じた。

それから一世紀以上たち、フランスにパスツールが生まれる。彼は化学が専門なので、実験をおこなうことが得意だった。ドロドロとしたものが浮いている桶からとったものは、棒のようなものがいっぱいいて、酸を作り出している。ところが酵母がいっぱいのものはアルコールを作り出している。パスツールは酵母と細菌が闘っていて、酵母が勝つことによって、アルコールが作り出されることを発見した。これまでビールやワインを作る方法は知っていたけれど、その過程で起こっている微生物たちの活動なんて誰も気付かなかった。パスツールは微生物の見知らぬ世界を、既知の領域に引っ張り上げたのである。酵母はカビの一種だ。この見えない世界の神秘にパスツールは魅了されていく。

こうした経緯のなかで微生物の存在は科学者に徐々に浸透していったが、まだ漠然とした把握で、系統だって考えられるようになったのは、一九七〇年代に入ってからである。

さまざまな形をしていて、DNAの構造にも注目するようになる。目に見える生物だけで、この世界が動いているのではない。目に見えない小さな存在が、生きていて、この世界に変化を与えている。パスツールは肉が細菌によって分解され、腐っていくことを確認していた。さらなる科学の発展により、土壌にも多くの菌が生息していて、自然界のリサイクルを保っていることが明確に理解されるようになってきたのだ。

二〇世紀初頭、ドイツ人科学者のヒルトナーがある実験をした。消毒した土と、消毒しない土で植物の育ち具合を調べた。結果は消毒しない土のほうが健康に育っていた。ヒルトナーは土にいる細菌がむしろ植物に何かいい効果を与えているのではないか、ということに気づく。消毒した土では病気になりやすかったのだ。恐らく有益な微生物が土のなかにいることを植物の根は知っている。何かしら交信しながら、根を伸ばす方向を決めているのだ。

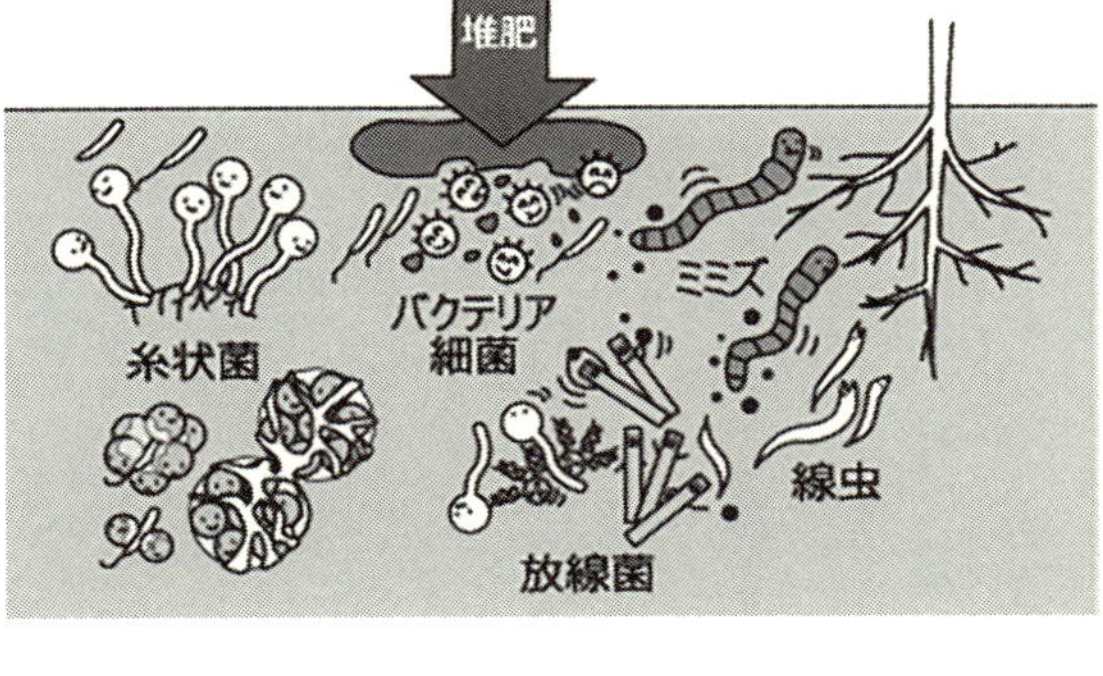

だとすると土は植物の健康に関係しているはずだ。植物の健康は土との関係性で理解しないとわからない。土壌を破壊し、消毒や除草剤を噴霧し、化学肥料や同じ種類のみでいっぱいにした農地では、偏った栄養と微生物が殺されることによって、土のバランスが崩れていく。そうすると害虫に侵されやすい植物に育つ。そのため、殺虫剤を噴霧し、エネルギーに満ちた野菜ではなく、元気のない弱い野菜になってしまう。

アマゾンやアジアの一部などを除き、土壌を破壊してきた文明。土壌を守るのはビジネスの世界では難しい。破壊するのは簡単だけれど、土壌を生き返らせるのには時間がかかる。肥沃な土壌にするには、まず土に有機物を与え、それを微生物が分解して、養分に変えていくという作業を担ってもらう必要がある。このような作業の工程でミミズが活躍する。ミミズがいるのは健康な土である証拠だ。

青森のリンゴ農家の木村秋則さんが無農薬でリンゴを育てることに成功したのは、土壌を自然の状態に持っていき、バランスをよくすると、虫がつかなくなることを理解したからだった。自然の状態では美味しいリンゴができ、それは萎びることがあってもなかなか腐らないという。だとしたら人間の内臓も土と同じように細菌が、人間のために働いているはずである。その世界を見ていこう。

腸内に住み着く細菌、腸内フローラ

細菌について語る前に、人体は何であるのか、ということについてみていきたい。これまで遺伝子を持った細胞の集合体が自己であると考えられてきた。細胞の核のなかには染色体があり、そのなかにDNAがきっちりとした規則に従って、折りたたまれている。ヒトゲノムの研究が進み、DNAの配列が解明され、二〇〇三年にほぼ解読が終了したと公表された。なんと人間の遺伝子は全部で二万一〇〇〇個だという。この数が多いと思いきや、線虫の二万五〇〇個の遺伝子とそれほど違わない。小麦の遺伝子は二万六〇〇〇個なので、人間はそれより少ないらしい。

では細胞の数はどれほどあるかというと、イタリアの生物学者、エヴァ・ビアンコニは三七兆個と推定する論文を『人体生物学紀要』という雑誌の二〇一三年一一、一二月号に投稿した。おそらく人体にはその一〇倍以上の細菌が住み着いているため、ゲノムの数でいけば、細菌のほうが多いことになる。もはや人体とは細胞ではなく、微生物と共存した存在だと言えるのではないだろうか。地球とは何か、と言ったとき、土と海で、そこに根をはった植物も生き物もすべて部外者だ、とは誰も思わないだろう。生態系そのものが地球だと考えるのが自然である。

人体とは何か、と言ったとき、この菌やウイルスなどと共存した全体こそ人体なのだと思う。今、腸内フローラが話題になっているが、レーフェンフックが自分の糞便を顕微鏡で覗き、多くの細菌を発見してから時が流れ、現代。内視鏡で腸内の細菌を発見したとき、それは驚きだった。赤、白、黄色などのさまざまな色の花がきれにガーデニングされた庭園のように美しい。もはや汚いウンコを出す、想像さえしたくない場所ではなかった。お花畑のようにきれいに住み分けされている様子がわかり、土に生えた植物のように、腸にも細菌が住んでいる。これらの細菌の存在なくして、腸の働きを理解することは不可能だ。

では腸のなかにはどんな細菌が住んでいるのだろうか。わかっ

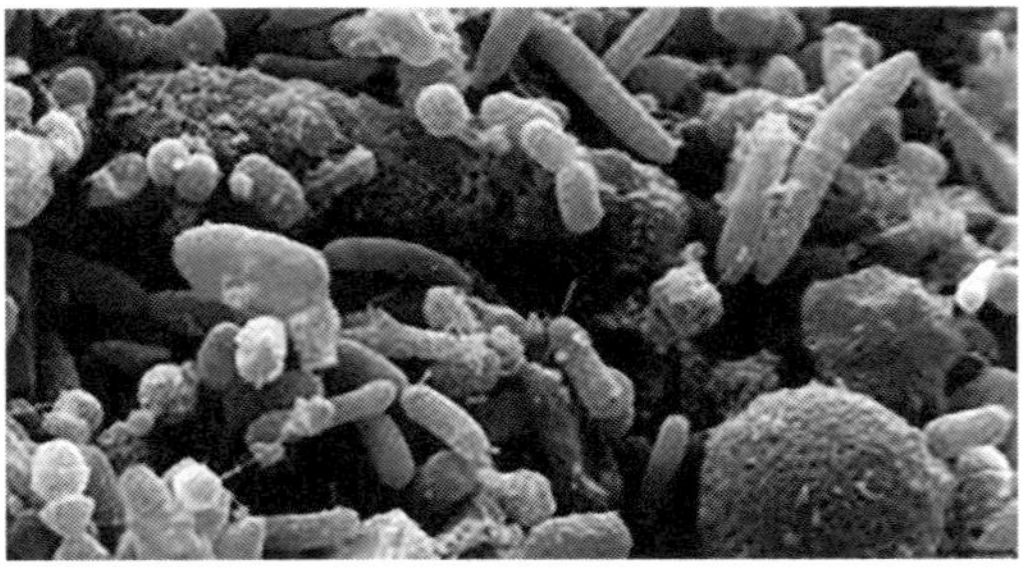

ているだけでも数百種類あると言われている。その数はなんと一〇〇兆個。地球の人口よりはるかに多いのだから、ずいぶんにぎやかな世界である。善玉菌、日和見菌、悪玉菌に分類されており、善玉菌二、日和見菌七、悪玉菌一の割合がバランスとしてちょうどいいと言われている。もちろんこれは便宜的な分類であり、現実はそう簡単ではない。善玉菌はビフィドバクテリウム、乳酸菌が代表的である。日和見菌は大腸菌、プロテレス・ミラピリス、バクテロイデス、悪玉菌は大腸菌（悪玉）ピロリ菌、ウェルシュ菌となる。赤ちゃんはビフィズス菌が豊富であるが、年齢とともに腸内細菌が変化していく。老化するとウェルシュ菌が増え、健康を崩しやすくなると言われているが、もちろん個人差がある。ウェルシュ菌は食中毒を起こす原因にもなるため、腸内バランスを整える注意が必要だ。

腸内フローラは人を太らせたり、引き締まった身体にさせたりすることがわかっている。ワシントン大学のゴードン教授は人の糞便をマウスに食べさせることによって、移植することに成功した。糞便の三分の一は細菌である。同じ運動量と同じ内容のエサを与えてどのような変化があるか観察した。違うのは糞便が痩せた人のものか、肥満した人のものかだけである。結果は痩せた人の糞便を食べたマウスは体型に変化がなかった。ところが肥満した人の糞便を食べたマウスはどんどん肥満していったのである。この実験は何度も繰り返しておこない、実証性があることが突き止められている。腸内の細菌によって肥満を作り出してしまうことがわかった。肥満になるのを防いでいるのは腸内細菌が作り出す短鎖脂肪酸。短鎖脂肪酸は酢酸、酪酸、プロピオン酸の総称であるから、酢酸であるお酢を飲んでも効果があるらしい。けれど、酢は歯を柔らかくしてしまうため、腸内細菌の状態を整えたほうが健康にいいようだ。土に窒素だけを与えるのではなく、さまざまな肥料を与えて土壌を作ったほうがいいのと同じらしい。

では病気がちの人に健康な人の糞便を注入したらどうだろうか。二〇一三年に、クロストリジウム・デフィシル感染症患者に対する効果が認められた。アメリカで、このクロストリジウム・デフィシルに感染した患者は、一年間に三万人が死亡している。きわめて危険が高い感染症患者の選択枝の一つであっても、糞便の注入は保険では認められていない。他の病気にも効果があるのではないか、と欧米では潰瘍性大腸炎やクローン病などについても研究が盛んだ。そういえば、日本でも江戸時代、糞便が売られていたという。食事のいい人の糞便は相場が高かったとか。どうやら植物の成長が良かったらしい。江戸時代の商人は、現代の先駆けだったのかもしれない。残念ながら上下水道の完備とともにそんなことは忘れさられてしまったが。

生まれたときから細菌と一緒

コアラの子どもは生後六ヵ月になると、お母さんのお腹の袋から出て、ユーカリの葉を食べるように変わっていく。人間の離乳食の時期のようなものだ。ところがコアラは自分の体内にゴワゴワした強烈な匂いのするユーカリの葉を消化する酵素を持たないのだ。ではどうするのか。コアラは微生物に消化してもらうことで、自分の欠点を補ってもらうことにした。共生関係の始まりだ。では子どもにどうやって菌を移すかというと、消化しやすく分解されたユーカリの葉と糞便にある腸内細菌とミックスされたものを子どもに食べさせることで移植していくのだ。カメムシは産卵後の卵に微生物入りの糞を塗りつけておくという。生き物にとって、健康な糞便は、身体に役立つ細菌がいて、移植するのに便利なものらしい。では人間はどうなのだろうか。

子宮の中の羊水に浸っているときは、微生物から守られている。ところが出産のときは、産道を通っていく。このとき、産道のなかにいる微生物の洗礼を受けることになる。さらに産道から顔を出すとき、何が起こっているのだろうか。陣痛のとき、降りてくる胎児の圧力と子宮収縮ホルモンの作用などで、ほとんどの女性は排便する。赤ちゃんは顔をお尻に向けて出てくることが多いので、口や頭にお母さんの糞便にある微生物を受け入れて、無事にこの世界で生きていく準備が整う。自然は排便という行為を意味ある有意義なものに変えてしまう。

新生児の腸内でコロニーを作っている菌は、お母さんの膣内に似ていて、ラクトバチルス属とプレボテラ属だ。膣にいるラクトバチルスという乳酸菌はミルクを餌にして生きている。つまり、母乳やミルクを飲む赤ちゃんにとって、欠かせない微生物だ。なぜお母さんの膣にラクトバチルスが多いのかは、膣そのものを守るためではなく、産道を通る赤ちゃんのためにあると言われている。産道は道であるだけでなく、必要な細菌を与える場所でもあったのだ。

このようにして赤ちゃんのときから微生物との共生が始まる。母体の状態や病院の都合などで、帝王切開になった場合は産道の微生物をもらうことができず、別の細菌とふれあう。そうすると腸内の微生物が違ってくるという。帝王切開による赤ちゃんの腸の微生物を正常に近づけるため、一部の病院では母親の膣にガーゼを入れて、微生物を吸い込ませておく。そして、お腹から出したとき、口、頭、全身と産道の微生物をつけたガーゼをあてるのだ。そうすると授乳にほどよい腸のマイクロバイオータができていく。これまで授乳は栄養を与えるという視点で考えられてきたけれど、それだけではないらしい。母乳にはさまざまなオリゴ糖が含まれている。赤ちゃんはオリゴ糖を分解する酵素がないのに、母乳にオリゴ糖がなぜ含まれているか、ということが、腸内フローラのことが理解されるにつれてわかってきた。母乳は腸内細菌の働きを整えるために、微生物の食事を与えるようにもできていたのだ。出産、授乳ということも微生物との共同によって、成り立っている素晴らしい共生なのだ。

現代では母親に病気があると、抗生物質を与えることが普通になっている。もちろんこのことによって救われる命もあるけれど、病気がちになりやすい微生物環境を作ってしまう危険もある。微生物について理解が深まれば、必要のない漠然とした抗生物質の投与は減ってくることだろう。

では皮膚にはどのような常在菌が住んでいるのであろうか。わかっているだけでも二〇種類以上あり、一兆個ほど住んでいるという。代表的なものは表皮ブドウ球菌、アクネ桿菌、黄色ブドウ球菌、マラセチア菌がある。表皮ブドウ球菌は汗や皮脂を餌として生きている。グリセリンや脂肪酸を出して皮膚の保護をしている。それだけではない。抗菌ペプチドを分泌し、皮膚が外敵に侵食されないよう、バリア機能を保ってくれるのだ。

アクネ桿菌はこれまでニキビの原因として悪い細菌のイメージが強いけれど、増殖しない限り、悪さするわけではない。酸素が苦手なので、毛穴や皮脂腺を住処にして暮らしている。プロピオン酸や脂肪酸を分泌し、皮膚を弱酸性に保ってくれる。そのことにより、皮膚に付着する病原性の強い細菌の増殖を抑えてくれているのだ。

黄色ブドウ球菌は悪玉菌に分類されるけれど、バランスを保つために必要な菌である。バランスが崩れたときに悪さをすることがわかっており、エントロキシンやロイコシジンを出す。これらが原因でアトピーの痒みが起こると言われているが、黄色ブドウ球菌を殺菌してもアトピーが治らない

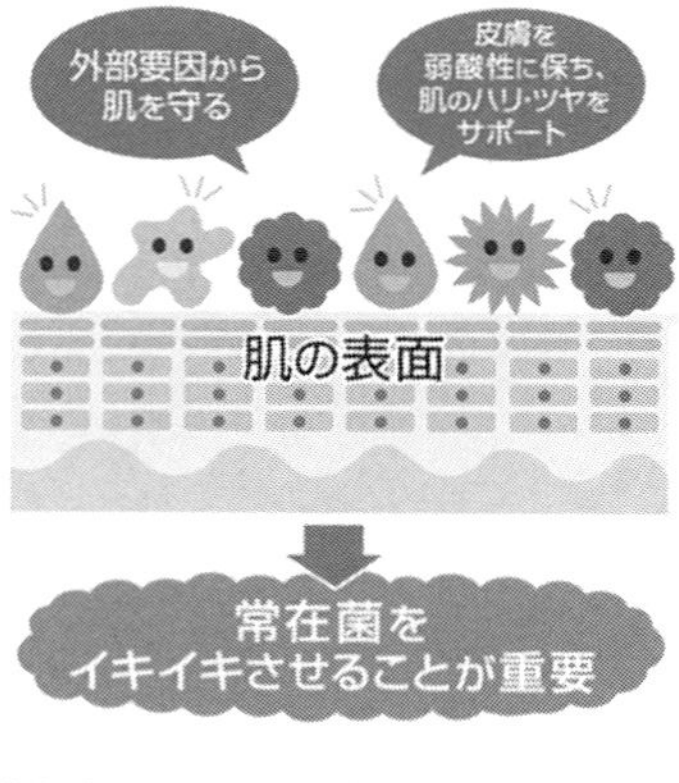

トラブルから肌を守ってくれる常在菌

ことがわかってきた。むしろ洗いすぎが原因で皮膚の常在菌のバランスが崩れることによって起こる現象とされている。抗菌グッズが流行ったし、いろんなところにある消毒剤。過剰に使うことで常在菌のバランスを崩してしまうので、私はいちいち使わない。菌を理解し、共存の道を探すことのほうが、健康のためにはいいのだと思う。おそらく、それが自然界の知恵なのである。

活躍する微生物たち

私たちは微生物の力を借りて、多くの食品を作ってきた歴史がある。微生物の存在を知らなくても体験的に理解をしていた。お酒や酢。味噌や醤油に納豆。チーズも発酵によってできている。カビが作るタンパク質は抗生物質として病気の治療に使われている。残念ながら世間ではこの小さな生き物を軽蔑し、恐れている人のほうが多いと思う。そこで少し親近感を持ってもらうため、活躍している微生物についてふれておこうと思う。

納豆を作るとき、欠かせないのが枯草菌。麦わらに潜んでいる枯草菌が、大豆を発酵させ、そのまま食べるよりも消化しやすくなっている。さらに菌の作り出すビタミンにより、栄養価も高いという。納豆菌の力は、京友禅のデンプンのりを剥がすのにも使われていた。河川でのりを落とすと富栄養化して、汚染の原因になるし、デンプンが流れていくのに時間がかかる。納豆菌がアミラーゼを作り、このアミラーゼがデンプンを分解し、糖になるので、水に溶けて汚染から救ってきたのだ。今でも衣類についたタンパク質の汚れを落とすのに使われている。下水の臭い消しにも使われているという。さらに納豆菌のネバネバ成分から作られるポリグルタミン酸を主原料とした水質浄化剤は、アジアなどの国で河川の水質汚染を改善することに役立っているという。またこのポリグルタミン酸を利用して、磁性体をもたせたものが、セシウムの除去をするという。放射線などにより土壌が汚染されてしまったときに、期待が持てそうだ。

また海で大型船が沈没したり、挫傷したりしたときに流れ出す石油。一度に大量に流れ出るため、水質汚染はかなりひどい状態だ。ところが石油を食べてくれる細菌やカビがある。細菌ではシュードモナス属とアシネトバクター属。菌類ではキャンディタ属とロドトルラ属だ。海ではたった一ミリリットル中に一〇〇万個の細菌が存在していて、そのうち、一〇〇個が石油分解菌だという。ところが膨大な石油の量に対しては少ないため、分解に時間がかかってしまう。そこで、微生物が石油を取り込む方法を研究した。石油は疎水性なので、一般的には取り込みにくい物質だ。それをなんと微生物がバイオサーファクタンという界面活性剤に似た物質を作り出し、石油の炭化水素を乳化していたのである。さらにまたそれを微粒子にして水中に分散して取り込むのである。そこで、あらかじめ界面活性剤を投与して、乳化しておくと、微生物が取り込みやすくなるはずだ。そこで実際おこなってみた結果、うまく取り込んでくれたという。

先ほどは納豆菌の副産物でセシウムを除去する話をしたが、放射線によって損傷したゲノムを修復する微生物もいるという。一般的に微生物は透過力の強い放射線を浴びるとDNAが傷つけられたり、切断されて死んだりしてしまう。人間の細胞と同じである。ところが、放射線に強い菌があるという。その名はデイノコッカス・ラディオデュランスだ。ラテン語で「放射線に耐える奇妙な果実」という意味らしい。この菌は損傷した部位に損傷していない正常なゲノムを移動させて、修復するという。その後もテルモコックス・ガンマトレランス、ルブロバクテル・ラディオトレランスなどいろいろな種類が発見されている。まだ実用化の段階ではないけれど、これらの特性を生かして、土壌の汚染や、人間のDNAの修復など期待が高まっている。

それ以外にもダイオキシン、有機水銀、カドミウム、ヒ素、ポリ塩化ビフェニル、トリクロロエチレン、テトラクロロエチレンなど、人間が作り出して、処分に困った化学物質も微生物が食べてくれるのだ。安価に生産できるせいか、何にでも使われているプラスチック製品であるが、これらを分解する微生物さえある。人間の犯した環境汚染を微生物が救ってくれるのだ。

さらに石油を分解するだけでなく、石油を作り出す細菌もいるという。二酸化炭素からメタンなどの炭化水素を作るという。この細菌は沖縄で発見されている。オーランチオキトリウムという藻類に属する微生物だ。また静岡県で、あるところだけに石油が湧いているため調べたところ、シュードモナスの新種が生産していることがわかった。微生物が自然界の崩れたバランスを修復してくれているのだ。

また、ボツリヌス菌は人間が死んでしまうほどの毒性が強い細菌である。フグ毒の三万倍、青酸カリの三〇〇〇万倍と言われているほどだ。ところがこのボツリヌス菌を利用した美容法があり、ボトックス注射として使用されている。シワをとったり、小顔にしたり、足を細くするために使われている。筋肉によってシワが作られるので、効果があるという。

またエラもほっそりし、筋肉質の足はスマートなモデル足に変身する。私たちは菌を恐れて排除することばかり考えてきた。けれど、菌の性質を理解して、その性質が役に立つように対応することによって、共存の道は開けていくのだと思う。

コラム

さるカニ合戦と柿の種のはなし

カニが美味しそうなおにぎりを持って歩いているとサルが近づいてきました。おにぎりが欲しかったサルは「カニさん、そのおにぎりとこの柿の種を交換しないかね。この種はとってもいっぱいの実がなるんだよ」と言って交換します。カニは柿の種を蒔き、「早く芽を出せ出せ柿の種。出さぬとハサミでちょん切るぞ」と言って育てると、どんどん成長していくではありませんか。さて美味しい実がなったのだけれど、カニは木に登れません。困っているとサルがやってきて、「ほら、実がいっぱいなっているだろ」と言って、木に登っていくではありませんか。サルは赤い柿を食べ始めて、降りてきません。カニはたまりかねて「サルさん、私にも柿をくださいな」と言いました。するとサルはまだ青い柿をカニに投げつけます。カニは大ケガをし、お腹を空かしたまま、帰りました。そこで栗と蜂と牛糞と臼を呼んで、サルの家に忍び込みます。サルが囲炉裏にあたると焼けた栗が飛んできました。「あつーい」と叫んで水瓶にはいると隠れていた蜂が刺すではありませんか。「痛タタタ」と叫んで走ると牛糞で転んでしまい、屋根にあった臼がサルの上に落ちてきました。サルは大ケガをしてしまったのです。カニさんにした仕打ちが返ってきたんですね。

原文ではカニは死に、子どもが仇討ちをして、サルも死んでしまったそうです。現代版のほうがしっくりきますね。ところで、柿をカニはハサミでちょん切るぞ、と言って脅しています。実はむかしの日本では「成木責め」と言って柿の木を脅す習慣があったとか。嫌がらせではなく、豊作を祈る行事なんだそうです。柿の木の幹に傷をつけると子孫を残そうとして多くの実をつけるからだそうです。また「桃栗三年柿八年」といわれるように柿が育つのはとても時間がかかります。柿はシブオールというタンニンが含まれ栄養が豊か。高血圧や二日酔いにもいいとか。風邪や虫刺されにも使われていたようです。

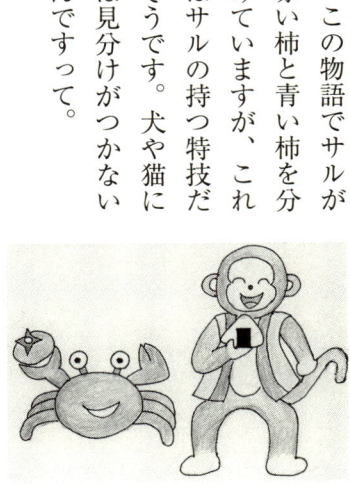

この物語でサルが赤い柿と青い柿を分けていますが、これはサルの持つ特技だそうです。犬や猫には見分けがつかないんですって。

第五章　その薬、本当に必要ですか

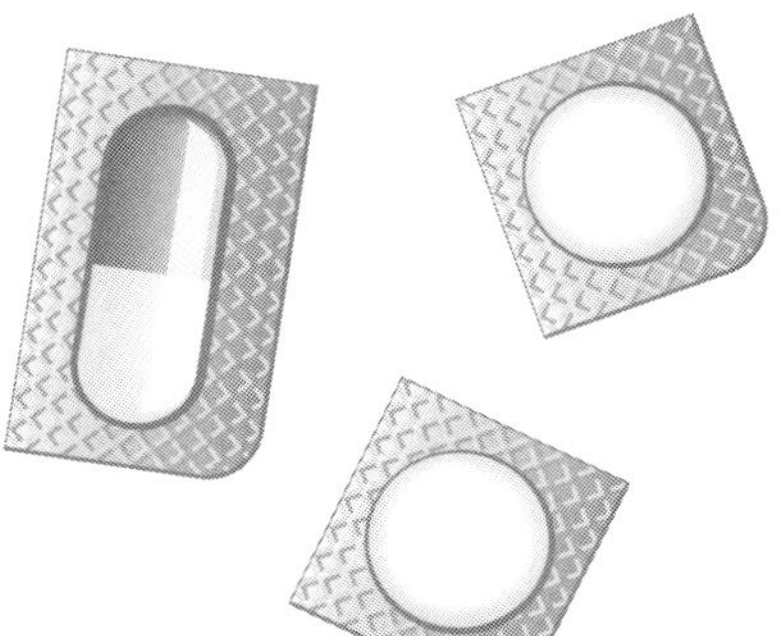

高血圧の薬を飲んでいるのに、脳梗塞が増えている理由

日本人の高血圧の総患者数は厚生労働省によれば一〇一〇万八〇〇〇人もいるという。なんと一〇人に一人は高血圧だ。高齢者に絞ると六〇～七〇％とかなり高い割合になっている。かかる費用は一兆八八九〇億円。莫大な税金を使い込んでいることになる。それほど人間が不健康になっているかというと、特に自覚症状もなく過ごしている人がほとんどだ。健康診断でひっかかり、血圧を下げるようにと言われて飲むようになった人が増えているだけである。高血圧の基準値は時代によって変化する。もちろん血圧計などというものが存在しない時代は気にすることさえなかっただろう。

この基準値はかつて年齢＋九〇とされていた。七〇歳なら一六〇、八〇歳なら一七〇となる。つまり年齢が上がると自然と血圧も上がる傾向があり、高血圧とみなさなかったのである。それが一三〇―八〇未満に入らないと高血圧と診断されるようになっていく。

最近では一四〇─九〇未満に修正されている。基準値がどんどん変化するのは、適正血圧と言われる数値に何の根拠もないからである。そもそも血圧は一日のなかでも変動する。激しい運動をすれば血圧は上がっていく。十分な水分補給などをしないと、血液が筋肉に集中し、脳に回らないため、低血圧になることもある。理由があって変化するのが血圧だ。人の身長だって、標準からたいていの人は外れている。それが悪いことだとしたら、骨を削ったり、骨の間にボルトを入れて、骨を作る手術をすることになる。個人差があるのは当然で、そのことがいけないことだと、決めつけるのにはそれ相応の理由がなければならない。では、高血圧の薬を飲んで血圧を下げることで病気は減ったのだろうか。

一般的に語られているのは、血圧が高いと血管に圧力がかかり、血管がもろくなるのではないか、ということである。そのため、血圧が正常であるならば、脳卒中のリスクが減ると言われてきたのであるが、実際に統計をとってみたら脳卒中の一つである脳梗塞については明らかに増えていたのである。

東海大医学部名誉教授・大櫛陽一氏によれば、一九九九年〜二〇〇七年までの福島県郡山市に住む男女四万人の健診データと全国のものを比較したところ、降圧剤を飲んでいる患者のほうが飲んでいない患者より、脳梗塞の発症を二倍多くしたことがわかった。それはどういうことかというと、血圧が低いときに脳梗塞が起こるからである。これは身体の働きを理解すればわかることで、血栓ができると、その血栓を押し流そうと、血圧が上がるしくみになっているからである。せっかく血管や心臓、腎臓、肝臓などが協力しあって、血圧を上げて、血栓を流そうとしているのに、その自然の力を妨害したらどうなるだろうか。当然、血栓が滞り、つまる原因を作ってしまうのである。

　では心臓疾患にいいのかというと、そうではない。つまり、降圧剤で血圧を下げようとすると身体は異

＊血圧低下剤と脳梗塞　「性差と医療、2006　大櫛陽一」論文

脳卒中と血圧の関係　　注：ｸﾞﾗﾌからとったので%は目安です

	正常な血圧の人	高血圧で治療していない人	高血圧で治療中の人
一般人	57.3%	16.2%	26.5%
くも膜下出血患者	58%	13%	29%
脳内出血患者	26%	31%	43%
脳梗塞患者	41.4%	13%	45.6%

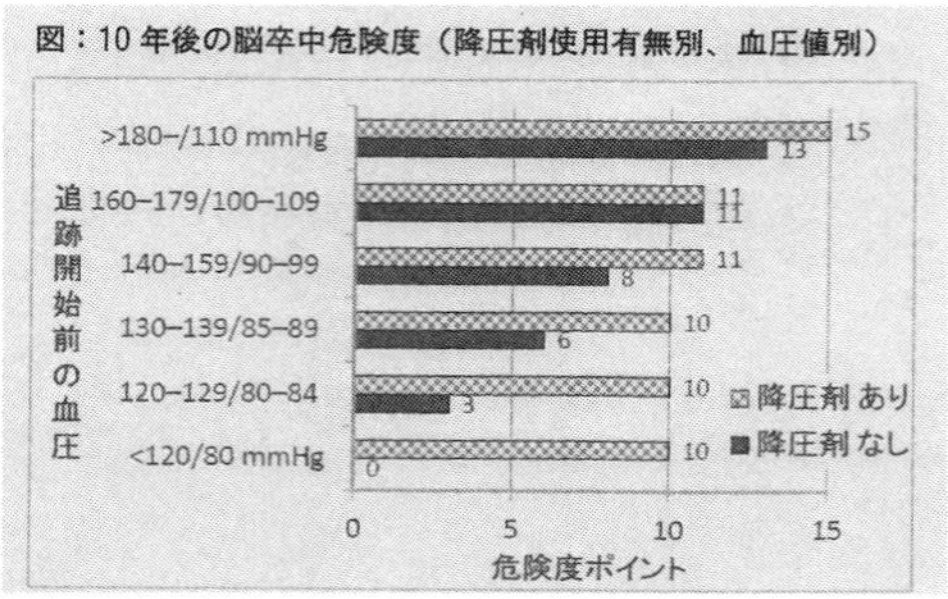

物によって血圧が下げられてしまうのを防ごうとして、アドレナリンを分泌する。そのときに血管が収縮するため、脳梗塞のように優位に違うわけではないけれど、虚血を引き起こす危険が出てくる。

また血圧が下がることによって高齢者の場合、認知症のような症状を発症することもある。ある高血圧の患者が一日中、ボーッとしていたり、家の中を意味もないのに歩き回ったりするようになったという。物忘れもひどくなり、認知症の始まりだと思って、家族が心配して医師に相談をした。そのとき、医師は降圧剤によって、血圧が下がり、脳に血液がうまく流れず、脳の働きが弱まっている可能性を疑い、血圧の薬を中止した。そうしたら普通の状態に戻り、物忘れもなく、元気で陽気な姿に戻ったという。血圧は血管を上がる高さでもある。その高さがなくなると、酸素や栄養分を高いところにある脳まで運びきれなくなってしまうのだ。

また、ガンにかかる確率も増えていく。日本でよく使われる薬にカルシウム拮抗薬やARBがある。カルシウム拮抗薬は細胞のカルシウムチャンネルに働きかける。血管のカルシウムチャンネルをカルシウムが通ると血管が収縮して、血圧が上がる。このカルシウムチャンネルを塞いで、血管を広がったままにして、血圧を下げていく。ところが、このカルシウムチャンネルは細胞のいたるところに存在しているため、細胞間の伝達を妨害し、免疫力を低下させてしまうことがある。

また肝臓から分泌されるアンジオテンシノーゲンは、腎臓から分泌されるレニンにより、アンジオテンシンⅠに変わる。そこにアンジオテンシン変換酵素（ＡＣＥ）が働きかけ、アンジオテンシンⅡになり、受容体と結合して、血圧が上がっていく。これは栄養と酸素を届ける自然のメカニズムであるが、その働きを妨害するため、やはり細胞の活動が低下していくようだ。まだ正確に検証されたわけではないが、イギリスの「ランセット オンコロジー」という雑誌に、降圧剤と発がんの可能性について掲載され、話題になったことがある。その論文ではＡＲＢ剤の使用により肺がんの患者は増大していることを指摘している。アンジオテンシンⅡの受容体は1と2の二種類ある。ＡＲＢ剤が1の受容体をブロックするため、2の受容体が強まる可能性がある。動物実験では2の受容体が強まると細胞増殖を促したというデータがある。そのため、この論文は根拠があるのではないかと思う。そんなこともあってなのか、薬代を安くするためなのかは不明だが、海外での降圧薬の基本は利尿薬である。

そもそも降圧剤を服用していても「孫の面倒を見ていたら、疲れちゃって血圧が二〇〇を超えていたのよ」という患者と何人も接してきている。その一方で降圧剤を服用していて、上が七〇しかないという患者もいた。私は聞き間違いだと思い、「それは下が七〇なんじゃないですか」と言ったら、「下は五〇以下です」と言っていた。こんなに下がったらかえって危険ではないかと思ったけれど、あいかわらず処方せんには降圧薬が記載されていた。おそらく医師も患者も血圧の薬を急にやめるのが怖いのだろうけれど、身体は自然と調節するように働いているのだ。下がりすぎは脳に血液がまわりにくくなるので、かえって心配である。

血圧は、必要があって身体が作り出しているのだから、まずは自然に任せたほうがいいのではないだろうか。もし不調があればそのとき、相談しても問題はない。人間の歴史の大半がずっとそうであったのだから。

コレステロールは高い人のほうが長生き

「コレステロール値が高いと血液がドロドロになり、血管がもろくなってしまう。そうすると動脈硬化の原因になるから、下げないと危険である」そんなイメージを持ってコレステロールを理解してきた人が多いのではないだろうか。

このようなイメージが定着した背景には一九五〇年代のアメリカに遡ることになる。戦争の終わった開放感のなかで、ナットコール・キングやポール・アンカだとかを聞いていたころ。エルビス・プレスリーの派手なロックさえ受け入れていた自由な風潮の中、新しい文化が医学の領域でも芽生えていた。

アメリカでは狭心症や心筋梗塞で亡くなる人が多いのに、地中海諸国では少ない。なぜだろうと考え、予防に役立てたいと考えた人がいた。キース博士である。彼は食生活の違いに目をつけた。アメリカ人は大量に肉を食べるけれど、地中海諸国の人々は新鮮な野菜や果物にたっぷりオリーブ油をかけているではないか。オリーブ油は液体だけれど、肉の脂肪は固まっている。これが血管についたら、うまく流れないだろう。日本ではコレステロール値と心筋梗塞の関係が認められなかったにも関わらず、アメリカでは関係があったらしい。データは研究する人によって違いが出てくる。その結果「コレステロール値が高いと心筋梗塞になりやすい」と結論づけられ、それが今でも不動の神話として語られているようだ。五〇年代のハリウッド映画『ローマの休日』が未だに不動の地位を保っているように、人々の記憶に定着したものはなかなか取り去ることが難しい。

一九七三年、三共製薬（現・第一三共）の遠藤章氏が青カビの一種から血液中のコレステロール値を劇的に下げるコンバクチンを発見したことで、薬の開発競争は加熱した。メルクが八七年にロバスタチンを販売し、遅れて八九年に三共がプラバスタチン（メバロチン）を販売する。さらにリボバス、ローコール、リバロ、リピトール、クレストールなど作用の強いものが販売されていく。コレステロール値が下がることは事実なので、各社が積極的に医療機関にアピールし、採用されていくことになったのだ。

最近ではコレステロール値を下げたほうがいいという説に根拠がないと思われてきたのか、善玉コレステロールと悪玉コレステロールという言葉で、いいコレステロールもあるというイメージを作り上げているが、どちらも必要なコレステロールである。ＨＤＬはたまったＬＤＬを回収する働きがあるので、善玉のイメージを持たせている。けれどコレステロールはホルモンを作る材料になるため、食事からとらなくても身体で作るしくみなっているのだ。かつては身体のメカニズムが解剖学的に理解されていて、消化器が食事を分解し、栄養を与えるという大雑把な理解であったため、推論が現代とは違っていても仕方ない。

けれど、ミクロの世界を視覚的に捉えることができるようになり、人体は複雑なメカニズムであることがわかってきた。そして細胞たちのモチベーションを上げるため、ホルモンが分泌される。真夏の暑い日に、ひんやりとした風にあたり、かき氷を食べたり、ビールを飲んだりしたら、疲れが癒されるだろう。人体の細胞たちは休まず働くため、ホルモンが必要だ。肝臓で作ったコレステロールは副腎皮質ホルモンや性ホルモンを作る原料なので、必要な量が作られないと人体は弱っていく。このホルモンの原料は悪玉と言われているＬＤＬだ。あまったものはＨＤＬがほどよく回収してくれるので、特に薬を飲まなくても身体でコントロールしてくれる。

ガイドラインでは、総コレステロールの正常値は二〇〇未満、ＬＤＬは一二〇未満と言われている。ところが長生きする人はこの数値より高い人たちである。大阪府八尾市民を対象にした追跡調査では、死亡率が低いのは、総コレステロール値が二四〇～二八〇の人たちだった。また茨城県で一〇万人を対象に行われた調査でも、死亡率が低いのは二〇〇～二六〇の人である。つまり二〇〇未満の人たちのほうが長生きできないということになる。それだけではない。がん死亡率に関していえば、二八〇以上の人が最も死亡率が低かったそうである。おそらくホルモン分泌の材料だからだと思う。

　ちなみに血栓は飛行機など同じ姿勢を続けているとできやすい。乾燥していることもあり、血液が濃くなってしまう。こうした血栓は適度な運動で防ぐことができる。薬に依存するより、身体を動かすほうが健康にいいのではないかと思う。

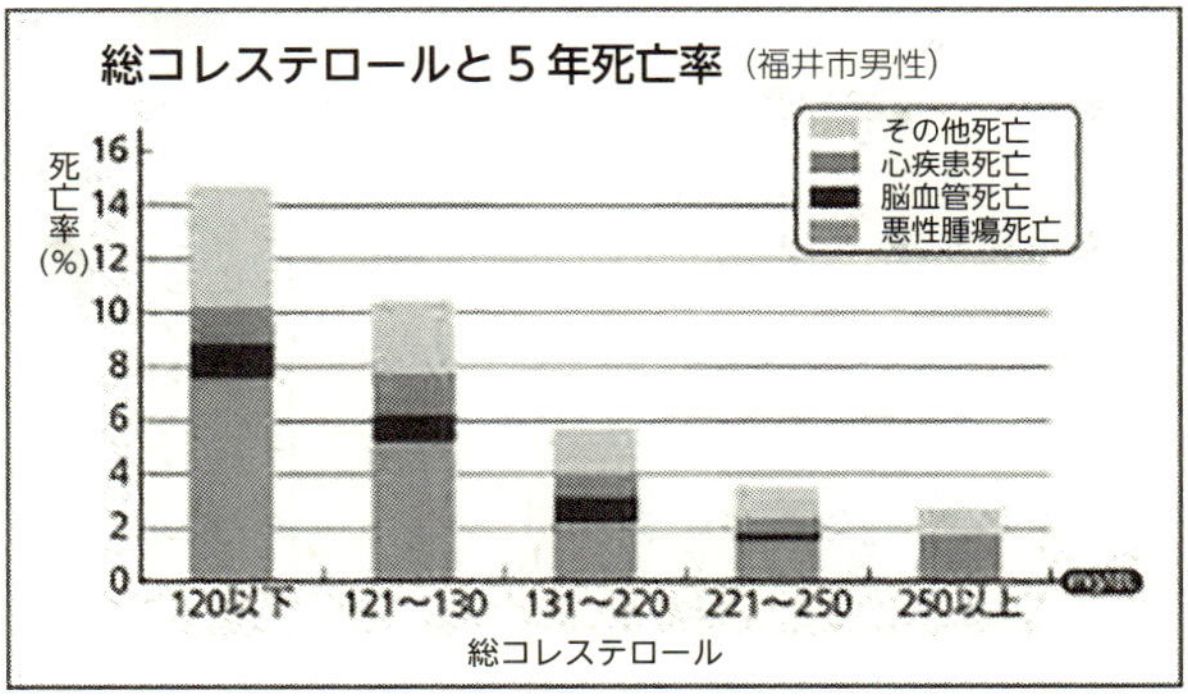

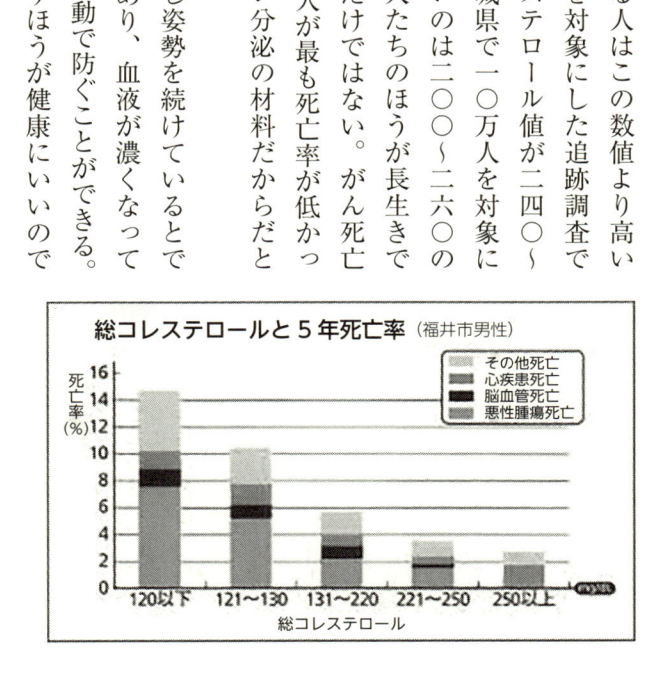

糖尿病に必要な薬、不要な薬

糖尿病の患者数は日本で九五〇万人と言われており、医療費は一兆二一九六億円である。糖尿病が怖いのは合併症で、失明や腎臓疾患、足の切断などに至る場合もある。歌手の村田英雄さんが足を切断しても明るかったが、氷山の一角にすぎない。足の切断は年間二万足と言われており、日本は特に切断率が高い。その理由は足専門の医師が海外に比べて圧倒的に少なく、足を残そうという努力がなされていないのも原因であるようだ。足の壊疽が起こってもマゴットセラピーという治療法がある。ハエの幼虫である蛆虫を活用する方法だ。アポリジニやミャンマーでは古くから用いられてきた療法だという。実際アメリカでも一九二八年にジョンズ・ホプキンズ大学で有効性が認められ、使われてきた。戦争で負傷した兵士の傷は、蛆が沸いたほうがきれいに治っていったという。蛆の吐き出す分泌液は殺菌効果があるし、壊疽をきれいに食べてくれる。その後、血管が残っていれば、組織は再生していく。もちろん蛆は成長していくので、診療所ではハエが増えて大変らしいが。

いずれにしても合併症のときのリスクを考えると薬を飲み始めたら、中断するタイミングもなく、飲み続けている患者がほとんどである。では糖尿病とはどのような病気であろうか。人間の身体は食糧を材料として、エネルギーを作り出し、生命を維持するためにフル稼働をしている。エネルギーを作る回路はブドウ糖回路とケトン体回路の二種類だ。私たちの身体は主に炭水化物をブドウ糖に分解し、血液中のブドウ糖を燃やすことによってエネルギーを作っている。そういう意味では必要な物質であるが、ブドウ糖を燃焼させるときにインスリンを使っている。

インスリンは膵臓のランゲルハンス島にあるベータ細胞から作られるホルモンだ。一般の食生活は主食に穀類が並ぶ。お米やパン、パスタにうどんなど基本的に穀類である。そうすると食後の血糖値は勢いよく上がっていく。そこで活躍するのがこのインスリン。ランゲルハンス島のベータ細胞がすぐにキャッチして、インスリンが分泌される。インスリンはブドウ糖をエネルギーに変えるが、一部は蓄えたり、タンパク質を合成したり、細胞の増殖を促したりする。このようにして血液中の血糖値が一定になり、悪さしないようなしくみになっているのだ。

ではインスリンの分泌が悪くなったり、うまく働かなくなったりすると、どうなるのだろうか。そう、血液中のブドウ糖が分解されず残ってしまい、血糖値が上がってしまうのだ。血糖値が高くなるとどうなるのかというと、タンパク質と結びついて、糖化タンパク質ができて、血液をドロドロにしてしまう。さらに血管や神経を傷つけていき、活性酸素の発生も増えていく。活性酸素は血管を傷つけてしまう。このようにして血管や神経が傷ついていき、合併症を引き起こしていくのである。またインスリンが不足するとタンパク質の合成にも影響が出るため、細胞の力はますます弱まっていくのである。つまり、糖尿病とはインスリンの病気であるといえる。だから重要なのは血糖値という数値よりもインスリンの働きだ。血糖値は食後に測ると高いけれど、そのことを知らないで、食事をしてから測る人もいる。

そう考えると必要な薬は何であるのかハッキリしてくる。インスリンを補う薬ということになる。ここで注意しておきたいのが、血糖値は高いとダメだけれど、低くてもダメだということだ。糖尿病の薬を出すときに低血糖になったときの対処としてブドウ糖を渡すことがある。どんな症状が出るかといえば、震えや寒気、動悸に冷や汗などが出て、ひどくなると昏睡状態になることもある。

では糖尿病のときに出される処方薬を見てみよう。まず昔からよく使われるグリミクロン、オイグルコン、アマリールなどのSU剤。アメリカの長期使用試験では心筋梗塞による死亡が確実に増えていると言われている。疲れた膵臓に鞭打って、インスリンを分泌させようとするため、膵臓はますます疲れてしまう。一時的に血糖値が下がっても、機能が徐々に衰えていくため、お薦めできない薬だ。

また食後の血糖値を抑えるアルファーグルコシダーゼ阻害薬はどうかというと、今のところ飲んだときにガスが発生するなどの報告があっても長期連用の問題はまだ起こっていない。けれど、食事による血糖値の上昇は食べ方によって下げられるので、食事療法で十分だと言える。

インスリンが出てもうまく作用しないとき、その障害を取り除く薬と言われているのがアクトス。最初のころ、画期的だと思われた薬であるが、ノスカールが肝臓毒性により死亡者が多く、発売中止になり、アクトスは残ってきた。けれど、心筋梗塞を起こす危険があるため、警告が出されている。

やはり安心して使える薬はインスリン製剤だと言える。注射ということで抵抗のある人も多いのであろうが、身体に負担をかけずにインシュリンを補ってくれる。アメリカでは吸入インスリン『Ａｆｒｅｚｚａ』が認可された。経口タイプのものも開発中であるという。そうなれば安心して治療できる時代に変わるだろう。

パーキンソン病の薬

日本でも大ヒットしたハリウッド映画『バック　トゥ　ザ　フューチャー』に主演したマイケル・Ｊ・フォックス。彼は人気絶頂でありながら、パーキンソン病であることを告白した。またアントニオ猪木と対戦したボクシングのモハメッド・アリもパーキンソン病を四二歳のときに発病し、闘病しながら生涯を終えた。二人とも若くして素晴らしい才能を持っていた。マイケル・Ｊ・フォックスは演技力で、アリはパンチ力で人々を魅了する。自信のあった自分の身体の自由が効かなることは、とても辛かったのではないだろうか。素晴らしかった自分。まだまだやれると思っている自分が、どんどん衰えていく。その辛さを乗り越え彼らは、カミングアウトした。同じ病気の人に「辛い思いをしているのはあなただけじゃない、私たちも同じ。一緒にがんばろうよ」と勇気を与えるために。

パーキンソン病の症状はじっとしているときに指先が勝手に震えたりすることもあれば、足が硬直して、すり足でないと歩けなくなったりすることもある。薬を出した後、お金を払う動作ができない、戻るために身体を回転させる動作ができないなど、日常生活は大変である。私もいろいろな患者と出会い、パーキンソン病の方とも接してきたけれど、残念ながら皆だんだんと身体が不自由になっていった。歩くことも困難になり、食事も取りにくくなる。お腹がすいていても、自分でうまく運べない。もちろんお風呂も自分で入れなくなる。それでも家族に迷惑をかけないように一生懸命がんばる患者の辛さが伝わってきた。薬を出しても治らずに悪化していく患者を見ている自分が悲しかった。薬を飲んでもなぜ悪くなってしまうのか。その理由が理解できるのには時間がかかった。

パーキンソン病は中枢神経の運動神経が思うように働かなくなる病気だ。脳の中の錐体外路系の神経は筋肉の動きに関係している。曲げる筋肉と伸ばす筋肉のバランスが不調でスムーズな動きがとれなくなってしまう。この錐体外路系の神経が働くのに必要な物質がドーパミンだ。ドーパミンが作られるのは脳幹にある黒質だ。左右二つあり、その重さは一グラム程度しかない。この黒質は線条体に向かって放出され、線条体の神経細胞にある受容体がドーパミンを受け取ると、運動指令を出すしくみになっている。動かそうとする力と、動きをセーブする力のバランスが崩れたときに、パーキンソン病は起こってしまう。一般的にドーパミンがもとの五分の一に減ると症状が出ると言われている。また中脳の縫線核、青斑核と呼ばれる組織が変性しても自律神経症状が出てしまう。

パーキンソンの治療方法は手術もあるけれど、まずは薬物療法が基本だ。ドーパミンの枯渇が原因なので、ドーパミンの材料となるL―ドーパを飲めば、ドーパミンが作られるのではないか、ということでよく使用されている。かつては単剤であったけれど、脳に届く前に分解されてしまうため、ドーパ脱炭酸酵素阻害薬の配合された合剤が使われている。メネシットやネオドパストンなどである。脳に届くため、効果はすごいので、治療の主軸となっている。ただし、数年飲み続けていると、効いているときと効かないときが、交互に現れるようになってくる。これを「ウェアリング・オフ現象」という。こうした現象は二〇人に一人を除き、一般的に出てくる現象だ。出ない幸運な一人はおそらく運動不足による血流障害によって、ドーパミンが不足する傾向にあっただけで、それほど深刻な状態でなかった可能性が高い。また「ジスキネシア」といって、口や首が勝手に動いてしまう現象も出てきたりする。そのため、多剤と併用することによって、Ｌ―ドーパ合剤の服用を遅らせたり、減らしたりすることが多くなってきた。

この薬が効かなくなると症状が悪化していくのだが、すぐにやめてしまうと悪性症候群といって、高熱や倦怠感、意識障害が起こり、重篤になるケースもあるため、医師の管理下のもとおこなう必要がある。

他にドーパミン受容体を刺激して、働きをよくする薬、ドーパミンの分解を促すＭＡＯ―Ｂ阻害薬などがある。ドーパミンとアセチルコリンの働きのバランスが崩れ、アセチルコリンの働きが強く出てしまうことになる。そのため、抗コリン薬により、アセチルコリンの働きを抑制して、振戦や無動などの症状に効果が出ている。

ところで、もし私がパーキンソンになったとしたら、だんだん効果がなくなっていく薬の服用を続けたいのか、というとやはり、もとどおりになりたいと思うのが人の自然である。それに悪くなりながら薬の副作用によって、幻覚や胃腸障害などが出てくるとしたら、どうだろう。

出口が見つからないパーキンソン病の治療。そんななかで水嶋クリニックの院長である水嶋丈雄医師は、鍼治療によって効果を上げている。自律神経には交感神経と副交感神経がある。運動をしているときなど交感神経が優位のときは、心臓の鼓動は活発で、血圧は上昇し、消化機能はゆったりとする。またゆったりとくつろいでいたり、食事をしていたりするときは、副交感神経が優位になっている。そのため、心臓の鼓動はゆったりとし、逆に消化機能の働きが活発になっていく。ストレスなどにより交感神経が働き続けると、アドレナリンの働きによって、血管が収縮し、血流障害が起こりやすくなる。そのため、自律神経のバランスをとることで、パーキンソンの症状を根本的に解決していこうとするものだ。ところで血液には顆粒球とリンパ球があることは血液のところで述べている。顆粒球にはアドレナリン受容体があり、リンパ球にはアセチルコリン受容体がある。水嶋医師は血液のバランスを確認し、パーキンソンの場合、明らかに顆粒球が多いので、交感神経の働きが優位になっていることがわかったという。そのため、バランスをとることで、リンパ球が増え、症状が改善されているという。薬のように副作用の心配がないので、試してみてはどうだろうか。

その症状、本当に認知症ですか

一九七二年に有吉佐和子が『恍惚の人』を新潮社から出版し、一九四万部のヒット作となった。認知症の舅が大便の処理もできず、家が汚れていくのを掃除しなくてはならない。そんな家族の愛憎を描いた小説だ。今だったら、認知症と診断されるだろう。認知症が進行すると子どもの名前がわからくなったり、徘徊したりするだけではない。大便であることの認識がないので、いじってそれをどこかになすりつけてしまったり、口に入れてしまったりするのである。食事をするときに、箸やスプーンの使い方がわからない。食器の柄を食べようとすることもあれば、ごはんにかけてあるゴマが虫だらけだと怒り出すこともある。それが動いて見えてしまうからだ。七〇年代は痴呆症と呼ばれ、家族の恥だと思って他人に話せず、自分たちで抱え込んでしまう家庭も多かった。ところが今では認知症に名前が変わり、介護保険もできて、ケアマネージャーも積極的に関わり、人に話せる病気に変化した。

ではどれほどの患者がいるかというと二〇一二年で四六二万人。二〇二五年には七〇〇万人になると言われている。六五歳以上の高齢者では五人に一人だというから、知人の何人かは認知症になるかもしれない。認知症は『恍惚の人』に出てくる舅ようになる前に初期症状がある。ご飯の炊き方やお風呂の点火の仕方がわからなくなったり、名前が思い出せなかったり、何かをする意欲を失って、片付けができなくなったりする。ところがこの程度なら少しくらい誰でもある。会話の途中で「誰だっけ。あの人。う～ん、出こない。ほら、あの人よ」だと言うこともあるし、面倒だから、服をソファにのせ、それがだんだん増えていき、探せないから、新しい服や下着を買う、などである。

いつもと違っていても、初期症状の場合、認知症なのか、せん妄なのかを見極めることが難しい。せん妄症状であっても家族は認知症だと思って、病院に連れて行く。そのときもし精密検査を受け、ＭＲＩで画像をスキャンして、脳の海馬領域が萎縮していれば認知症だと診断しやすい。ところが、レビー小体型や前頭側頭葉型だと、ＭＲＩでもわからないことがある。症状や知能評価スケールなどから認知症だと診断されると薬が増えていく。もしその原因は複数の薬を飲み続けることによる副作用だったらどうだろう。副作用が原因なのに、そのまま薬を服用し、さらに認知症の薬が追加されていく。これでは悪循環で健康状態が悪くなる一方だ。ではどんな薬が、せん妄状態を引き起こし、認知症と誤診されることがあるのだろうか。

高血圧のところで、薬をやめて認知症の初期症状が改善された話はしたけれど、他にも薬を中止することでせん妄状態が改善されたケースがいくつかある。高齢者になるとうつ病を発症することがあり、日本のうつ病患者の四分の一は高齢者である。三環系抗うつ薬、ベンゾジアゼピン系睡眠薬や抗不安薬の服用で、せん妄が起こることがある。そのため、気になる症状が出たら、調節することで改善されることがある。また、よく使われる薬でSSRIがある。三環系抗うつ薬は脳内の興奮物質であるノルアドレナリンやドーパミンを増加させるが、のどの渇きや尿が出にくいなどの副作用も強い。ＳＳＲＩはセロトニンの量を増やすことにより、ドーパミンを増やすため、副作用は少なくよ

原因薬剤
抗コリン薬
抗パーキンソン薬
向精神薬 （睡眠薬（ベンゾジアゼピン受容体作動薬）、抗うつ薬など）
抗てんかん薬
消化器系薬（H2ブロッカーなど）
循環器系薬（降圧薬、抗不整脈薬など）
鎮痛薬（麻薬性および非麻薬性）
喘息治療薬
抗ヒスタミン薬
ステロイド　　　　　　　　　　　など

く使われる薬だ。その代表的な薬がパキシルであるが、やめるタイミングが難しいので、ずっと服用する人も多い。使用者が多いせいもあるけれど、増量したとたんに犯罪を起こした例もある。薬物を増量したときの血中濃度に個人差があるため、中毒症状、離脱症状も出やすい。ＳＳＲＩを服用している患者で、薬の量を増減したとき、穏やかな人がいつもより急に怒り出した、攻撃的になったときは薬の影響を考えたほうがいい。

ファモチジン（ガスターの成分名）もせん妄状態を引き起こすことが知られている。「ガスター一〇」の商品名で市販薬として売り出されており、消化器潰瘍の改善や逆流性胃炎などの治療に使われる薬だ。高齢者では腎機能が低下しているため、ときに意識障害、せん妄などの症状が出やすくなる。認知症が疑われて、この薬をやめたら、改善された事例もけっこうある。Ｈ２ブロッカーなので、ヒスタミンＨ２受容体をブロックし、胃酸を分泌させない作用がある。ヒスタミン受容体は胃に存在するだけではないので、予期せぬ症状が出てくることがある。胃酸は必要があって分泌されるので、漠然と飲み続けるものでもない。

他にも高齢者になると便秘を訴える人が多く、刺激の少ない酸化マグネシウム剤が処方されることが多い。長期間に渡り漠然と服用していると高マグネシウム血症を引き起こし、せん妄症状が現れることがあるため、用量に気をつけたほうがいい。

　せん妄状態は病気によっても起こることがある。腎機能障害は、いろんなことを忘れたり、相手のいうことが理解できず、まともな会話ができなかったりするため、認知症と勘違いされやすい。他にも肝障害、糖尿病のコントロール不良、骨粗鬆症の人がカルシウム製剤とビタミンＤ３製剤を併用することによって、高カルシウム血症を起こした場合、同じような症状が現れる。また喘息がひどく低酸素血症を起こしたときもそうである。気になる症状が出たら、かかりつけの医師に相談するといい。

　脳の萎縮によって起こる認知症。推奨できる治療法は運動療法だ。肉体は筋肉がついていて、体を動かすようにできている。そしてそのことによって、身体が整うように設計されている。食べ物を噛む行為で、耳垢が外に出ていくしくみのように無駄がない。身体を動かすことによって血行もよくなり、脳にも栄養が行き届く。それだけではない。運動することで、うつ状態の改善、骨粗鬆症の予防など加齢に伴うさまざまな病気を防ぐことができる。なんと高齢でも一日七〇〇個もの神経細胞が作られているのだ。悪くなるだけだと思い込むのか、まだ良くなると信じるかは、あなた次第である。

医者はがんを治すことができるのか

小林麻央さんが乳がんになり、必死の闘病生活の末、市川海老蔵さんに見守られて息をひきとった。家族のために生きようとする麻央さんと必死に介護をする海老蔵さん。医療チームも精一杯、治療したはずが、運命は残酷である。その一方で川島なお美さんは胆管がんで抗がん剤治療を拒み、人生の幕を下ろした。どちらも多くの人に勇気を与えている。ハッキリしているのは癌を治療するのは難しいということだ。

麻央さんに関しては最初の段階で治療していれば、このようになっていなかったという人がいるけれど、後で評論するのは簡単であるが、治すことはそれほど簡単ではない。近藤誠医師が『患者よ、がんと闘うな』などの本を多数出版し、放置することを薦めていて、論議を醸し出している。多くの医師は「がん患者を治療しようと日々学び、苦闘しているのに近藤誠という医師は、治療せず、放置しろというのか。それは医師ではない。無責任だ」と思っているに違いない。けれど私はすんなり納得してしまった。

がん患者をいっぱい見てきた。切除しても再発する人は結構いる。手術を何度も繰り返し、結局がんで亡くなっていく。患者の人生はがんと告知された日から、病院の入退院の繰り返しで、手術のたびに衰弱し、やつれていく。その都度の手術は成功しているため、「手術してよかったね。きれいに取れたよ」と声をかけられ、ほっとする。けれど何年かたち、また発見される。この仕事をするようになり、再発は普通にあることだと理解した。

ところが患者は違う。早期発見、早期治療で完治すると思っている。手術でよくなるのは、もともと良性である可能性が高く、ほっておいても消えるレベルの腫瘍だったのではないかと思う。がんが再発するのはがん細胞の幹細胞が残っていて、また増やす活動をするからだ。最近では分子標的薬という、ウイルスを活用して、がん幹細胞を発見し、治療する薬が開発されている。がん幹細胞を根絶させることで再発防止が期待されているけれど、今のところ、特効薬がないのが現実である。さらに私の父はがんが発見されてから三ヵ月で死亡した。脳腫瘍が散らばっていて、ものすごく大きいものがあり、明日死んでも不思議ではない状態だと、最初に告げられる。それで、頭蓋骨を切開し、大きな脳腫瘍を切除した。ところが他の腫瘍が一気に大きくなってしまったのだ。まるで親分が殺されたから、俺が後を継ぐとでもいうような交代の仕方だ。がんというのはそういう性質のものなので、切除しても治らないものもいっぱいある。次に放射線治療を受けて、また小さくなった。けれど、治療が終わったら、また大きくなってしまい、亡くなったのである。戦争を体験している父は、痛いとか苦しいとか言わなかった。頭蓋骨を切開する手術は麻酔がきれると痛いことや放射線治療が気持ち悪く不快であることは、患者と接しているため、よく知っていた。近藤誠が語るように末期がんの治療をすれば三ヵ月で亡くなるというのを実感した。

また知り合いの身内は抗がん剤治療をして、免疫力が落ち、帯状疱疹に苦しみ、結局亡くなったという。ソリブジン事件の死亡よりも後だから、免疫力が落ちて亡くなったのだと思う。抗がん剤治療で感染症になる人が多いことは製薬会社が隠しているのか、あまり知られていない。その知人は病院の治療についてこう語った。「元気だったおじさんが入院してから、どんどんやつれて苦しんで死んでいったんだ。そっとしておけば、もっと長生きできたのだと思う」と。

ある講習会で、医師が「人はがんで亡くなるのではない。臓器不全で亡くなるから、肺は切除に限界があるし、臓器を切除したら、何か不調が出ることがある」と語っていた。

臓器は機械の部品とは違う。細胞がフォローし合いながら連携して機能を支え合い、集団として生きている。この地球という大きな世界に人間がいて、ある国が戦争を始めたとしよう。そして陣地を拡大していく。炎で焼かれた土地は草木が枯れてしまっている。そのとき、別の存在が陣地である土地そのものを切り取れば、うまくいくといって切り取ったら、生態系そのものが崩れていく。それに他の地に逃げた戦争を起こした人が潜んで暴れるチャンスを待っている。そんな状況に近いことを人体に対しておこなっているのである。

ところが末期がんと宣告されて生き残った人もそれなりにいる。何も治療しないで放置したら消えていたのである。また別の人では熱が四二度出たら、がん細胞が死滅し、元気になったという。がん細胞は四二度で死滅する。人間の細胞自体も危険になるけれど、その人は生死の境から生還し、健康体になったのである。がんが消えると臓器はもとどおりになるから不思議だ。つまり、がん細胞に犯されていても、臓器はもとに戻る力を持っているということになる。末期がんを放置して消えた人の共通項は何であろうか。放置したかどうか、ということよりも心の状態をどうしたのか、というところが重要である。どうせ死ぬのなら楽しもうと思った人たち。海外に行く。ゴルフをする。山を散策するなどし、ただ幸せに感じることをしたという。そうすると、がん細胞と闘う白血球の中のT—リンパ球のＮＫ細胞が元気になり、がん細胞を倒すように強くなっていく。

細胞の気持ちを考えると、これまで一緒に助け合った仲間ががん細胞によって侵略されていたら、どうするだろうか。常に助ける方法を探そうと努力するはずだ。陣地が占領されていても仲間がいる。ところが切除によって殺されたら悲しいに違いない。もう元には戻らないのだ。そして交信する手段も途絶えるので、別の方法を探さなくてはならない。その一方で末期になって、諦めて楽しいことをしたら元気になっている。そんな楽観的な生き方をしたほうが、身体も家族も喜ぶだろう。だから私はがん検査を一切しない。もし末期がんで治らなかったとしても「全く不養生なんだから」と言われて死んだら本望だ。がんが発見されても治らず、治療で苦しんで死んだら、家族は「あの病院のせいで苦しんだ」と思ったりする。治療で苦しむより、病気で苦しむほうがいい。もちろん消えてくれることを信じて。

インフルエンザにワクチン接種や治療薬は必要なのか

インフルエンザのシーズンになると花粉情報のようにインフルエンザ情報が流されていく。「学級閉鎖が○○地域に起こっているから、感染《うつ》るかもしれない。今のうちに予防接種を受けなくちゃ、と思う人も多いだろう。かつてインフルエンザの特効薬がない時代は、抗生物質が処方されたり、解熱鎮痛剤が処方されたりするだけで、検査もなければ予防接種を受ける習慣もなかった。インフルエンザが増えていくのを抑えるタミフルが開発され、検査によって薬が処方されていくようになった。

このインフルエンザを多くの人が恐れるのは、ときに死亡者を出すからだろう。けれど身近な人でインフルエンザに感染して死亡したほとんどいないに違いない。普通の人は高熱を出し、数日で治っていく。ところが歴史をみるとそうではない。一九一八年に流行ったスペイン風邪は五億人以上が感染し、死亡者は五〇〇〇万人～一億人と言われている。

日本でも三九万人死亡したというから、ものすごい死者数だ。タウベンバーガー博士はアラスカの女性の遺体を凍土から掘り起こし、そのゲノムを解析したというから、その情熱には感心する。

インフルエンザの予防接種の歴史を簡単に見ていこう。微生物の発見に寄与したパスツールは狂犬病のワクチンでも有名だ。炭疽菌の研究で名の知られたコッホと出会い、炭疽菌について興味を抱いた。なぜなら、病気の原因も微生物が関係していることを理解していたからだ。パスツールは弱毒化した炭疽菌をヒツジに接種することで、病気に感染しないことを発見する。そしてジェンナーによって種痘法が開発された。これは牛の乳搾りをしている女性が「牛痘にかかった人は天然痘にかかりにくいのよ」と話しているのを聞いたことがきっかけだ。このようにしてワクチン接種が始まっていく。インフルエンザワクチンはにわとりの卵で培養され、製造されている。この方法だと大量生産に不向きのため、田辺三菱製薬が、タバコの葉で育成し、精製する技術を開発中だ。二〇一八年～二〇一九年に実用化するため、研究が進められている。

こうした歴史を尊重した上で、インフルエンザワクチンや治療薬について考えていきたい。これまでワクチンの接種をしてもインフルエンザに関しては効果があまりないのではないか、というのが仕事をしてきて感じることだ。ワクチン接種を推奨している医師の講演会を聞きに行ったことがある。そのとき私は「インフルエンザの予防接種に関しては接種しても感染する人が普通にいるのですが、効果はあるのでしょうか」という質問をした。その医師は「インフルエンザに関しては型が合わないことがあるので、そういうときはかかると思う。型があっていれば効果があるので、しないより確率的には予防効果が期待できるはずです」と答えていた。推進派である医師でも効果がないことは普通にあると考えているのだ。

　ちなみにインフルエンザワクチンの効果を日本ほど過大に評価している国は珍しい。推進派でない医師はきっぱりと効果がないと語っている。お金をかけて効かないワクチンを注射し、万が一の副作用を考えるなら、接種しないほうがいいのではないかと思う。もちろん私は医療機関に勧めているた

インフルエンザワクチン接種と予防効果「日本臨床内科医会会誌」より

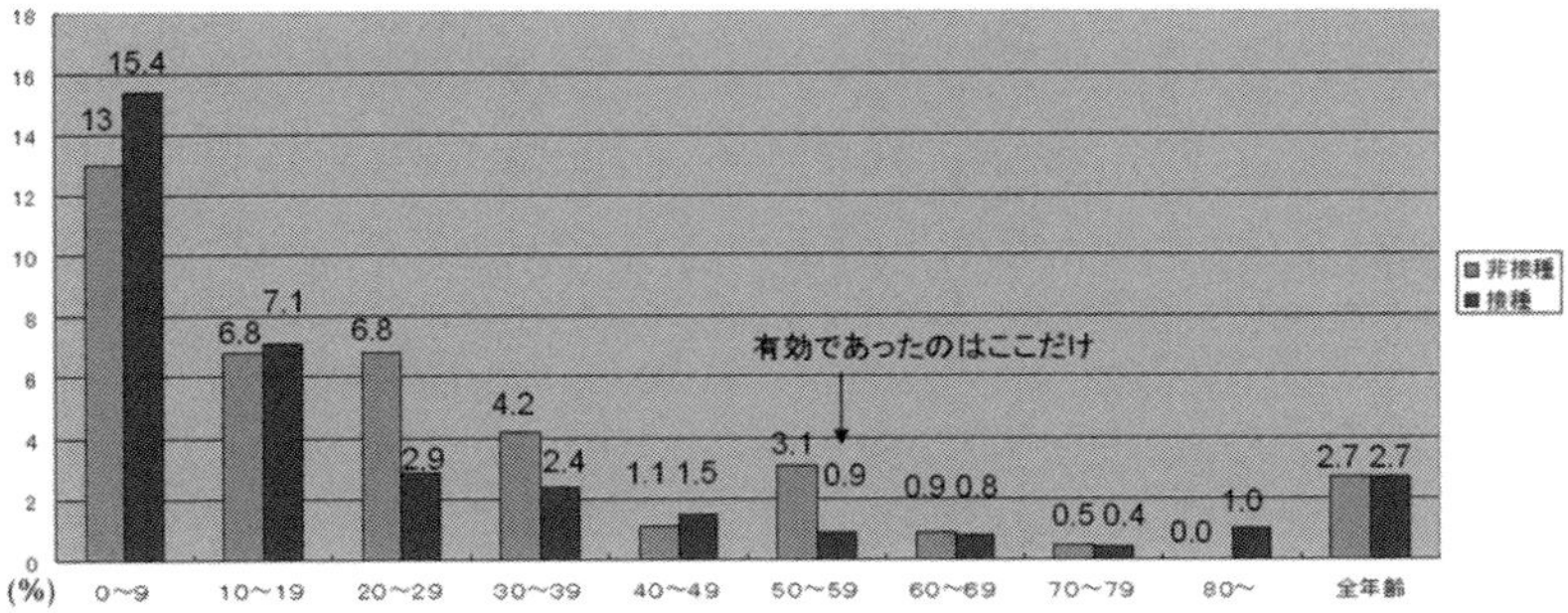

め、予防接種を受けている。いつも優しい笑顔の医師と会うのも楽しみの一つだ。初年度だけは、擬似感染のような三八度の熱が出たが、その後は副作用も特にない。予防接種を危険だと言う人もいるが、患者を見ている限り大丈夫そうである。けれど、予防接種をしてインフルエンザにかかる人は普通にいる。予防効果の評価は揺れ動いており、WHOも積極的な推奨を控えているのが現実だ。

では治療薬はどうだろうか。特に日本ではタミフルの使用量が世界の七五％をしめるほど、薬に依存している。二位はアメリカで二〇％だから、断トツのトップだ。それにアメリカは日本の人口の約二倍だから、相当なタミフル依存大国といえる。ちなみに抗ウイルス薬の使用量を国民一〇〇〇人で比較すると、フランスの五〇倍、スウェーデンの三〇〇倍、イギリスやイタリアの一〇〇〇倍を使用しているのだ。海外では風邪の症状やインフルエンザで病院にかかる人は日本より少ない。なぜなら自然に治る病気だからである。古代ギリシアの時代から、熱が出ると病気は治っていく兆候であることを知っていた。またヒポクラテスは人間の身体のバランスを整えることを目的とした治療をこころがけており、身体を研究し、観察することから始めている。人体の免疫機構が熱によって発動することを知っていれば、恐れる必要はない。

こんな実験がある。感染症にさせたイグアナを、三四度～四二度まで二度違いの部屋に入れて死亡率を調査した。温度が低いほどすぐに死亡し、高いほど生存率が高かったという。熱が出るのは自然治癒力の発動であることを理解している国に住む人は、自然に治る病気で薬に依存しない。抗ウイルス薬を飲んだら人に感染させないと思っている人がいるけれど、これも大きな誤解である。抗ウイルス薬は体内のウイルスを殺すのではなく、さらに増殖をしないようにすることが目的だ。けれどインフルエンザが陽性になるのはどういうときだろう。感染の初期では陰性になることが多い。数が増えないと陽性にならないので、もう一度受診する人も少なくない。症状が出る前にウイルスは増え拡散しているから、薬を飲む段階で撒き散らし、飲むことによって、拡散させないわけではない。免疫機構を発動させ、熱を出したほうが、アレルギー疾患にもなりにくいというデータさえある。アレルギーは自己免疫疾患だ。闘う相手がいなくなった免疫細胞は花粉などの無害な物質に向かって闘う。辛くてだるいときは休養をとって休むほうがいい。それが世界の常識であるし、身体に一番いい方法ではないだろうか。

コラム

白雪姫とりんごのはなし

童話には欠かせないのが白雪姫。唇はバラの花のように赤く、髪は黒炭のように黒く、肌は雪のように白くてとっても可愛い女の子です。お母さんが病気で亡くなると、継母がやってきました。美しかったけれど、わがままです。ある日、魔法の鏡に向かって「鏡よ、鏡、この世で誰が一番美しいか教えておくれ」と話しかけると「それは白雪姫」と答えました。継母は嫉妬に狂い、狩人に白雪姫を殺すように命じます。可哀想に思った狩人は白雪姫を森に逃がし、白雪姫は小人たちと一緒に住むようになりました。安心していた継母ですが、魔法の鏡によって、白雪姫が生きていることを知ってしまいます。そこでおばあさんに変装して、毒のついたりんごを白雪姫に食べさせ、可哀想に死んでしまいました。悲しみにくれた小人たちが、柩に入った白雪姫を取り囲んでいると、王子さまがやってきます。白雪姫が本当に美しいので、唇にキスをしたら生き返りました。

さて、りんごの話はアダムとイブの物語にも出てきますね。ウイリアム・テルも頭にリンゴを乗せているし、ギリシャ神話に出てくるパリスの審判では三人の女神のなかで、もっとも美しい女神にリンゴを与えているから、リンゴは聖なる果物の象徴なのでしょうか。人気の高いｉＰｈｏｎｅでおなじみのアップル社もリンゴのロゴマーク。

日本ではセイヨウリンゴが明治以降に輸入されて、栽培されるようになったようです。品種は一〇〇種類ほどありますが、なんと世界では数千から一万種ほどあるそうです。りんごの表面がピカピカなのはりんごの皮で作られる自然のワックスだとか。

リンゴは美味しいだけじゃなく、ビタミンやミネラルが豊富。リンゴに含まれるポリフェノールが脂肪の蓄積を抑えることから、ダイエットで話題にもなりましたね。体調を整える作用もあり、去痰、整腸、利尿、呼吸器の働きを整える作用もあるとか。物語を思い浮かべながら、リンゴを食べるのもいいかもしれませんね。

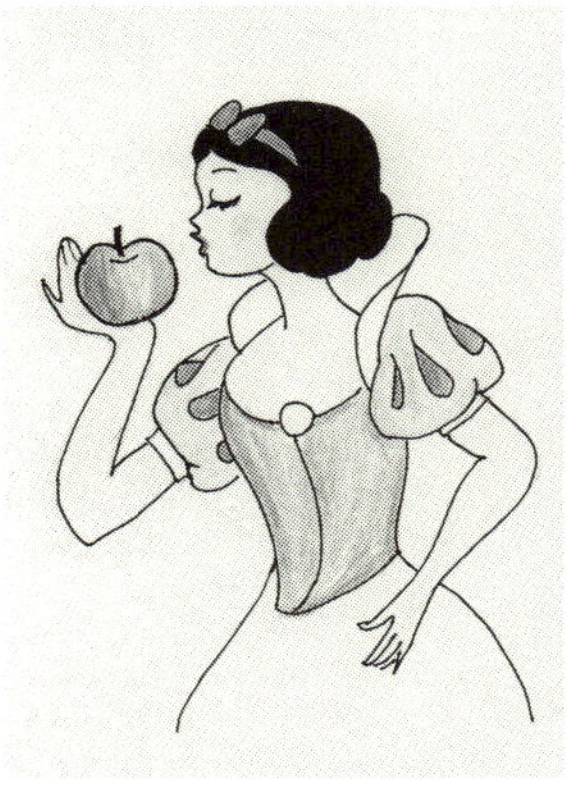

第六章　素晴らしい意識の力

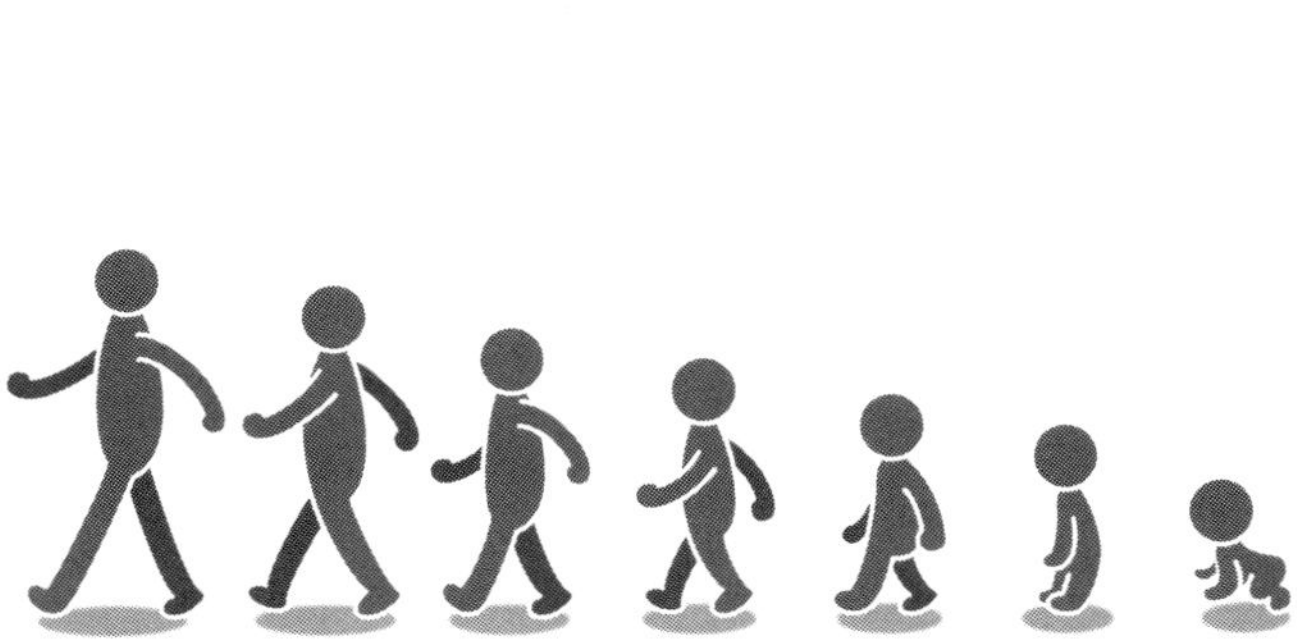

プラセボ効果はなぜ無視され続けるのか

偽の薬なのに効果のある薬だと信じたら、末期がんが消えていく。そんなことがあるのだろうか。ところがあったのだ。時は遡って一九五七年。ロールシャッハ・テストに貢献したブルーノ・クロッパー博士によって報告された話だ。ライトは末期のリンパ肉腫患者だ。リンパ液を通じてがん細胞は容赦なく移動し、体中に腫瘍を作っていた。首、腹部、腋窩、鼠径部にオレンジ色の腫瘍が広がっており、肝臓や腎臓はかなり肥大している。そのため、濁った胸水の量は二リットル近い。抜いていかないと呼吸ができず、いつ死んでもおかしくない状態だった。

けれどライトは苦しみを死によって解放することより、生きる可能性にかけたかった。ちょうどそのころ、クレビオゼンという新薬が話題になっていた。どうしても使いたいライト。けれど担当しているフィリップ・ウエスト医師の見解は違っていた。新薬は治って生きられる可能性のある人に投与して始めて意味が出てくるものだ。ライトのようにここまで悪化している人には投与したところで、その最中に死亡してもおかしくない。だから患者リストから外しておこう、とウエスト医師は判断した。けれど、ライトの熱意に押されて、結局クレビオゼンを投与した。すると驚いたことに三日もすると立って歩くことができるほどに回復したのだ。腫瘍の大きさも半分ほどに小さくなっている。これまでどんな治療を施してもダメだったというのに。なんとライトは退院し、日常生活に戻ることができたのだ。

ところが二ヵ月後に科学誌でクレビオゼンの効果がないようだ、と書かれた記事をライトは目にした。そしたらまた腫瘍が悪化してしまったのである。再度入院したライトにウエスト医師は「初期のクレビオゼンは輸送中に劣化して純度が低かったけれど、新しい高純度のクレビオゼンなら大丈夫。これを特別に入手したから、注射するよ」と暗示にかけることにした。注射したのはただの生理食塩液。するとまた、腫瘍は縮小し、胸水もなくなり、ライトは奇跡を起こしたのである。二ヵ月間、元気に過ごした。ところが、米国医師会はクレビオゼンには効果がなかったと発表した。ライトはその記事を目にし、天国から地獄へ落ち、幸福は絶望に塗り変えられた。「私が注射されたのは効果がない薬だったたのか。もうダメだ。私は再発する」と彼が感じるやいなや、病状は悪化し、二日後に死亡したのである。これは彼の信じる力が病状に影響を与えたと理解したほうが自然だ。

このようなことは私も体験している。子どものころ、小児喘息で呼吸困難になり、夜中に眠れないことも多かった。息が吐き出せず、ヒューヒューのどが唸っている。ところが音楽の世界に夢中になっていると発作が治まっている。母親が「よくなったね」というと発作を起こしていたことを思い出して、また息が苦しく、発作が起こってしまう。そういうことが何度もあった。イメージによる恐怖が発作を誘導していたのである。だから何をイメージするかはとても大きなことである。

医療業界でもプラセボの効果は普通に起こる現象として理解されている。けれどそこは製薬会社もビジネスだ。プラセボより、少しでも効果があることを強調し、売り込んでいく。医療関係の講習会で新薬が紹介されるとき、必ずプラセボ群との比較が行われる。そこで明らかなのは擬薬でも二〇％は効果があるということだ。この擬薬とは何かというと治療に有効とされる成分が何も入っていない本物に似せて作られたものである。ときに偽薬のほうが、効果があることさえある。新薬の効果が三〇％あると、偽薬と一〇％の差しかないにも関わらず、素晴らしい新薬であると信じ、誰もが疑わない。

製薬会社は高額な資金を研究開発費に投資しているため、その効果を宣伝したい。また医療機関もそのことを期待し、患者のためと思って薬を処方する。またこれまでの薬で治らない患者もその新薬に期待する。結果的には病状が重たければ、それほど改善されないのが現実だ。患者が医療機関に通い続けていることが、その証である。

他人に自分を治してもらおうとして、医療機関を訪れる人たちでも、自分を治す力を持っている。信じる力は大きな可能性があるはずだ。イメージの及ぼすパワー。世界で活躍するアスリートたちはこの力を使い、自分ができているイメージを脳裏に描くトレーニングを積む。患者もこうしたトレーニングを積むことで、変わっていくのではないだろうか。プラセボの場合、薬を信頼することから治るわけで、自分の力を信頼しているわけではない。けれど、人間にそういう力があるという認識に変われば変化するのではないかと思う。

日本の医療では心の力を軽視している。「老化だから治らないよ」と普通に語られている。つまり患者の病状を医師が老化のせいにし「治らないよ」とイメージ誘導しているのである。老化は治療して治すものではない。自然現象だ。病気でなかったら、自然のまま老いていけばいい。治らない老化現象なのに治療費をとっているのは、意味がわからない。もし、患者の状態をよくしたいのであれば、患者に治したい、と思ってもらい、医療スタッフも真剣に治そうとしたほうがいいのではないかと思う。

イギリスの病院ではヒーラーが来て、手をかざし、病院の治療効果を高めるために活躍しているという。それに何とその行為が保険で認められているのだ。ヒーラーのパワーより劣るかもしれないが、すべての人間にそなわっている自然治癒力。患者のイメージをプラスに誘導する治療法は海外では普通に行われている。次にそのことを紹介して行こう。

海外で実践しているイメージによる誘導

患者と接していると医師に従順な人が多い。もちろん信頼関係は大切である。けれど、たまに処方せんの表記ミスだと思えることがあっても「先生がそう書いているのならそれでいいです」と言われることさえある。かつて治療とは医師が患者に施すことであったけれど、今は、患者のモチベーションのもとに共に治っていく、という考え方に変わっている。なぜなら、患者が治ることを望んでいると治療がスムーズに行き、結果に違いがあるからだ。そこで、患者に病気がよくなっているイメージを持つ習慣をつけていってもらう。そのことで、自分の自然治癒力が最大限に発揮されるはずだ。

日本ではイメージの描き方の訓練を学校や家庭でおこなう習慣がない。自分で自分をリードするより、他人を評論する習慣を子どものころから身につけていく。親が子どもの悪いところを発見し、指摘する。「椅子の上で飛び跳ねたらダメでしょ」「何もたもたしているの。早く準備しなさい」「宿題をしないのに、テレビを見ちゃダメでしょ。」など、褒めることを探す親より、叱ることを探す親のほうが多い。その言葉をまねて子どもは成長する。そうすると子どもは自分を見つめるより、他人の悪いところを探し、人に文句を言うことを学んでいく。

アメリカで子どもの反応を研究した興味深いデータがある。子どもたちがキャンプに行ったときのことだ。子どもたちにキャンディを配ると、その辺に捨てて片付けない子どもが結構いる。そうすると教室はキャンディの袋でいっぱいになっていく。

そこでグループを三つに分けて違いを見るのである。Aグループは褒めるグループだ。散らかっていても掃除の人が「この教室はきれいだね。とても掃除が楽で助かるよ」と説明する。また先生も「教室がきれいですね。もっときれいになるようにイメージしましょう」と語り、部屋が片付いているイメージを持ってもらう。

またBグループは掃除の人が「なんだ、この教室は。すごく汚いな。掃除をするのが大変でしょうがないよ」と語るようになっている。また先生も「ゴミを散らかしたらダメだろ」と怒るようにするのだ。

さらにCグループ。そこでは掃除の人も何も語らず、もくもくと掃除をしていく。そして散らかっていることに対し、先生も何も指摘しないようにする。

そこで教室がどうなったのかというとAグループが一番きれいになり、次にBグループ、Cグループとなったのである。つまり文句をいうより、褒めて、その人がきれいにすると気持ちがいいことを理解した人たちが、教室を最もきれいにしたということである。

ところがこの話はこれで終わらない。掃除の人も入らなくなり、指摘することをやめ、自由にしたら、もっとも汚れるようになったのはBグループだったのだ。怒られているときは、抑圧によってきれいにしているにすぎないため、ストレスがたまっている。その反動で抑圧から開放されると、汚してしまいたくなるのだ。いかに悪いことを指摘するだけの教育が心理的に無意味な習慣を形成しているのかが理解できると思う。

またこういう研究もある。ある優秀な研究者が子どもたちにテストを受けさせ、成績とは関係なく、無作為に三人の生徒を選び、先生にこう語る。「テストの結果で、この三人の生徒が、天才の資質を持っていることがわかった。今は冴えなくても、将来変わるだろう。これは特殊な調査なので、隠れた天才が発見できるのだ。もちろんあなたは教師だから、生徒に公平に接しなくてはいけない。だから特別な意識をせず、みんなと平等に教えてください」と。

実際はただ普通の生徒であり、天才は作り話だ。ところがこの三人はどんどん成績を伸ばし、天才と言えるほど優秀になっていった。先生の接し方ではなく、先生が思っていることの意識が生徒に影響を与えたのだ。そのことを考えると意識の力、イメージする力はものすごいパワーであることが理解できるだろう。

もし医師が、「年をとっても身体は若返ろうとしていることがわかってきたんだ。あなたも毎日食事に気をつけて、ストレッチやウォーキングなどを続ければ、きっとよくなるよ。毎晩よくなっている自分をイメージしてから眠ることを忘れないようにね。身体の細胞はイメージに従うからね」と、患者に治る力があることを信じながら語ったらどうであろうか。きっと何かが変化するはずだ。

感謝の気持ちと奉仕でよくなる体調

ある日本の医師が、ハーバード大学の医学部で学んだときに、他人の研究をサポートし、引っ張りあげようとするエネルギーに満ち溢れていたことに感動したそうである。日本では他人の研究に嫉妬し、足を引っ張ったりすることさえある。けれど、ハーバードでは専門が違っていても、何かを相談されれば、惜しみなく協力するのが当然である。常に思いやりに満ち溢れ、なんでも親切に教えてくれたらしい。

ハーバードの授業で「ちょっとしたことでもいいから、毎日感謝できること五つ書いてもらう」という実験をした。空気があること、水があること、太陽があることとの感謝でもいい。あるいは親が食事を作ってくれたことの感謝でも構わない。食事の材料を提供したスーパーで働く人々でもいいし、野菜を育てた農家にだって感謝できる。たとえ親が「いつまで寝ているのよ。さっさと起きなさい」と怒っても今日、親は私のために言っているのだと感謝することだってできる。道を歩いていて、人がよけてくれたことでもいいし、読んでいる本が面白いことだっていい。そのことによって毎日が美しいものに変化していくのだ。

さらに困難から学ぶという授業もある。人は人間関係がうまくいかないと苦しんでしまう。それは家族だったり、職場だったり、あるいは恋人や友人のこともある。体調が悪いと仕事から逃れたいけれど、周囲の人に睨まれるのも不安で無理をする。こうしたときにどうのように理解するのか、という心のレッスンだ。

「人間に必要なものは不安のない状態ではなく、価値ある目標のために努力することである。人間に必要なのは不安を取り除くことではなく、意義の達成に使命を感じることである」と精神科医ヴィクトル・フランクは語っている。

病院に来る患者は、検査でひっかかっただけの人もいるけれど、心の悩みや不眠、抑うつ、痛み、吐き気など苦痛をかかえていて、辛い思いをしている人も多くいる。重篤な呼吸器疾患の患者は歩くだけで息苦しい。脳梗塞で半身不随になり、日常生活も支障がある。脊椎狭窄症でしびれている。がんが再発して、希望が持てないなど、いろいろな悩みを抱えている。それでもその病気への執着を手放すことで、人生が変わることも多くある。

ある糖尿病患者の話を紹介しよう。この女性は七六歳で糖尿病と合併症で、医師には半年の命だと告げられていた。子どもたちも独立し、もういつ死んでもいいという気持ちに傾いていたけれど、人間は意識によって変化できるというセミナーに参加し、ボランティアを始めることにしたのだ。それはセミナーの影響を受けた脳からなのか、内なる言葉なのか、神の啓示なのかわからない。「病気のことばかり考えないで、人のために何かをしなさい」と訴えているように感じた。彼女は小児病院のボランティアに応募し、週に数時間、母のいない子どもの世話をするようになっていく。彼女は変化し始めた。創造力が蘇り、童話さえ描くようになったのだ。さらに出版社を探し、本を世に出していく。若者だって難しいというのに、だ。その挿絵の絵まで自分で描くようになっていく。病気がどうなったかって。もちろんインシュリンさえいらなくなり、治ってしまったのだ。童話は続けて描いるという。七六歳になっても奇跡は起こせるのである。

これは私が出会った年配の女性の話である。彼女は脳梗塞で倒れたという。「ある時期、下半身が不随になり、這って移動していたこともあるの。本当に家事が何もできなくなり、辛かったけれど、こんなことしていられない。早く家族のために動けるようにならくちゃって思ってね。真剣に努力したのよ。それでね、主人も倒れたとき、私が介護できるようになったの。変な話、支えていられる自分になれたことが嬉しくて、介護が喜びなの」と語っていた。人は使命感があると本当に自分を変えていけるのである。

ハーバード大学の授業では思いやりの心を持つトレーニングがあるという。リーダーというのは他人に親切でないと信頼されないからである。もし自分の病気が辛かったら、感謝することの習慣を心に刻んでいこう。さらに人のために奉仕することを探してみるともっと違う何かが動き始めてくるだろう。世のなかで成功している人はこの意識の使い方に習熟している。未熟な人も今日から自分を変えることで、体調も変化していくはずである。

西洋医学と東洋医学の考え方の違い

病院では診察は科ごとに分かれている。人間を機械のように部分に分けて治療しようと考えてきたからだ。確かに人間の作った機械は部分に分かれている。なぜなら設計図は、部分を連結して描かれ、それぞれの部品を集めて作っているからだ。けれど人体の場合は違う。分子から始まる歴史であり、それがタンパク質になるまで進化を遂げていく。設計図に基づいて部分を寄せ集めたのではなく、小さな単位から機能を追加させて、進化しているため、高度な経路をたどっている。そのため、臓器を移植しても異物と判断してしまう。私と他人の細胞を区別するように認識されてしまうからだ。そこでその人の幹細胞を利用して臓器を作るという新たな挑戦が始まっているが、まだ成功にはいたっていない。輸血にしても血液型の問題があるし、検査を逃れた病気が感染ることだってある。身体は一つで連携し合うチームワークのいい集団として完成されており、機械とは違う。

東洋医学では全体を統一したものとして理解し、水分の流れ、血液の流れ、気の流れが滞ることなく循環し、バランスがとれていればいいというように考える。たとえばお酒を飲みすぎて二日酔いになったとしよう。のどは乾いているのに、顔はむくんでいる。水分のバランスが崩れ、偏在しているため、こうした現象が生じてくる。滞っているところとの水分を流し、不足しているところにも行き届くようにする。そのためには五苓散で解決する。西洋医学のように症状が増えるたびに薬が増えていくことはない。さらに体質を診て、体力がある人とない人によって薬を使い分けるので、高齢者で元気のない人の風邪薬と若者の風邪の症状では処方が異なってくる。西洋医学では成人は同じ薬が処方されることがほとんどだ。

さらに大きな違いがある。西洋医学は動物を虐待するところから始まっていく。薬学部に入った私たちは、マウスやウシガエルを殺す実験をしなくてはならない。ウシガエルの心臓を取り出して、アセチルコリンによる反応をみるだけのために殺害していく。それは医学部も同じである。動物を解剖して、身体を理解しようとする。生命を物体として理解し、命があり、恐怖や苦痛を感じる存在とは見ないようにして、虐殺をしていくのである。かつて動物実験により、苦しんでいる動物の写真が流出し、反対運動が盛んになったことがあった。そのため、論文は写真に変わってイラストに変えられ、猿の脳みそをむき出しにして、電極をつないでいる様子が人の目に触れることはなくなった。けれど、動物を物体のように解剖したり、病気にさせたりして実験している現実に変化はない。

医薬品の開発にどれほどの動物たちが、病気に感染させられ、苦痛のもとに殺されていっているのであろうか。もし私が動物であったとしたら、どうだろう。実験のために監禁され、病気を植えつけられ、その様子をデータにするため、身体を切り刻まれていく。恐怖で震え上がるに違いない。

そして「神様、なぜ人間をお創りなったのですか。彼らは私たちに奉仕させることを要求しても、私たちに奉仕する気なんてないし、感謝の気持ちもないのです。新たな虐待をするだけなのです。こんなに辛い思いをするなら、いっそのこと一瞬で殺してください」と祈っているかもしれない。木々や草など豊かな食糧と自由に走りまわることができたのに、人間が誕生したが故に、快適だった環境は汚染され、人間に虐殺されるようになってしまったのだ。

では東洋医学とはどうであろうか。動物と共生しているため、動物がケガをしたときに何をするのかを観察する。動物が温泉に入って身体を休めているのを見て、人間にもいいのではないかと真似をする。動物から学ぶことさえする東洋医学。そのなかでもインドのアーユルベーダには人間と植物の関係について興味深い記述がある。人が病気になったとき、近くにある植物が病気を治すという考え方である。近くに住む人は、新鮮なものを食べているため、それだけで、エネルギーが違う。熟した果物の美味しさと、乾燥させ、粉末にしたものを食べるのでは、喜びが違ってくる。たとえ粉末のほうが、栄養があったとしても、元気になるのは熟した果物のほうだ。

植物は愛情を注いで育てると、栄養も豊かになり、美味しくなるという。胡瓜のヘタは愛情を持って指を添えると巻きついてくることがある。対応する人によって巻きつく場合もあればそうでないこともある。胡瓜は人の気持ちを理解し、挨拶したり、無視したりするのだ。人が身近にある植物を見るのが楽しいと、植物も嬉しいのである。だから、外から輸入されたものと違い、その土地に住む人たちに適した成分を作り出してくれるのである。

木の根が微生物と交信して栄養を取り入れている話は微生物との共生のところで述べている。私たちは、さまざまな生物と交信しながら、進化をしてきたのだ。ところが人間は独自の文化を築くことによって、自然界と断絶をし、自然の気持ちを理解しなくなってしまったらしい。古い時代にあった素晴らしいもの。その伝統を残している文化は、インドなど少数の国になり、植物の名前が同じなら、みんな同じだと思い込むようになってしまった私たち。本当にこのままでいいのだろうか。

確かにワクチンを作るときにタバコをウイルスに感染していくという手法はビジネスにとって画期的なのかもしれない。けれどウイルスが怖いと宣伝しながら、タバコにウイルスを感染させていく。それは残酷である。動くことができない状況で生きるため、葉を食べられ過ぎたら、毒物を出して自らを守ったり、太陽の光の恩恵を受けるため、枝を光に向かわせたりする。遺伝子の数が人間と変わらないのは植物にも知性があるからだ。なぜ人を健康にするのに、病気を製造し、感染させる技術を発達させなくてはならないのだろうか。植物の種は、光を感じ、水を感じ、微生物を感じる準備をしているほど賢い。そうでないと、土と水と微生物と光という条件が整ったとき、発芽することはない。死んだ物質ではなく、生きた物質なのである。自然を愛し、感謝の気持ちで見つめれば、植物は私たちに必要なものを提供してくれる。自然を大切にすれば、医者に頼らなくても、自然が身体を治してくれるだろう。

若返ることは可能なのか

若返りの特効薬として注目されているのが「NMN（ニコチンアミドモノヌクレオチド）」という物質だ。マウスによる実験で、人間に換算すると六〇歳のマウスが二〇歳のマウスに若返ったという。傷ついたDNAを修復していく作用があるからだ。NASAでは過酷な環境の宇宙飛行士が宇宙線などを浴びたり、無重力によって骨や筋肉、血管などがダメージを受けたりするため、この「ＮＭＮ」に研究に力を注いでいる。すでに病院において人体実験が開始されているという。これは物質による可能性である。

では意識によって人は変わるのだろうか。一九七九年、イメージが年齢にどのような影響を与えるのかという実験がなされた。時間を巻き戻したら、人間はどのように変化するのか。そうはいってもタイムマシンに乗って過去に戻ったのではない。もちろんタイムマシンの研究はなされているし、光速に近づけるため、重さを軽くする研究もされている。パソコンの情報は光に乗せているため、光速より遅い。それでも限界ギリギリまで速くする努力をしているという。話を戻そう。

この時間を巻き戻す実験は七五歳の高齢者に五五歳に戻ったときの意識で生活をしてもらうというものだった。ここで変えたのは意識だけである。食事を変えてどれだけ体重が減っただとか、体脂肪が減ったのかを比較するわけではない。あるいはコラーゲンを食べたり、塗布したりして、肌年齢を比較するのでもない。運動をしてその結果の筋肉をチェックするわけでもない。食事や運動で身体が引き締まるのはライザップやＤＨＣ、あるいはエステで実証されている。

この実験では、ただ五五歳のイメージで生活してもらうだけである。そういってもピーンと来ない人も多いだろう。そこでは同年代の人たちに五五歳以降の新聞・雑誌などを見るのを禁止し、話題は五五歳の時代のものに巻き戻すのだ。たとえば、現代でいうならバブルだった時代を思い返し、どんな車を乗り回そうかと語り合う。光ＧＥＮＪＩやＷＩＮＫの歌を聞き、ちびまる子ちゃんを読む。あるいはマハラジャできわどい服で踊りまくっていた時代を振り返り、興奮したことを思い出す。そしてディスコに行ってきたつもりで話をする。自分は七五歳のおじいさんではない。今は五五歳の熟年だ。まだまだオシャレを楽しんでもいい。ロマンスグレイに惹かれる若い女性だっている。恋だってできる年齢だ。もちろんこれは海外の意識の研究なので、マハラジャには行っていないし、ちびまる子ちゃんだって関係ない。そんな雰囲気だということを想像してもらえばいい。そういう話題の日々を一週間続けた。そう、たったの一週間。あっという間に終わってしまう旅行のような短い体験だ。

結果は、どうだったのであろうか。いくつかの成果が見られた。①身体の柔軟性の増加、②姿勢改善、③手の筋肉の上昇、④視力が平均一〇％改善、⑤記憶テストで改善、⑥合宿の前と後の写真を一般の人に見てもらい、年齢を当ててもらう調査で、三歳ほど若返っている。こうした結果を見ていくと、年齢は逆行することもあるということになる。

また瞑想によって若返っていった人もいる。ジャスム・ヒーンもその一人だ。オーストラリアに拠点を持ち、固形物を口にせず、新鮮な青汁を飲んで生活している。プラーナでエネルギーを得ているという。まやかしだと思う人もいるかもしれない。けれど、私は子どものころから夏はお腹が空かず、太陽の光で喜びを感じたし、冬はお腹が空いてしまうことを体験してきた。夏に必要なものは水分で、冬は温度を上昇させるため、塩分などが欲しくなる。ウミウシが藻を食べることにより、光合成ができるようになっているのと同じように、人間の細胞も少なからず、光をエネルギーにしている。それは細胞の気持ちになれば実感できるし、多くの人が体験していることと思う。つまり夏バテは食欲がないことより、脱水症状によるものだ。ジャスム・ヒーンは瞑想で純粋な愛そのものであることをイメージしているため、喜びに満ちているから、細胞が疲れにくいのだろう。

日本でも南雲吉則さんが一日一食を実践しているようだけれど、こうした実践をしている芸能人は多い。ＧＡＫＴ、福山雅治、ビートたけし、タモリなどだ。過去に遡ればミケランジェロもあまり食べず、睡眠時間も少なかったらしい。少食のほうが眠くならず、芸術に没頭できたという。ミケランジェロは大いなる力を感じて彫刻をした。そのパワーは食事から摂るのではない。宇宙の創造力と結合し、別のエネルギーをもらっていたのではないかと思う。

これは閉経した女性の話だ。閉経は五〇歳前後と言われおり、この女性も四九歳くらいで不安定になり、五一歳になってからは全くなくなっていた。ところが、五八歳になり、生理が再開したという。おそらく排卵をともなっていないのだと思うが、出血が復活したのだ。なんかの偶然だと思ったそうだが、それ以降、毎月定期的にやってくるようになったらしい。もちろんホルモン剤を飲んでいるわけでもないし、サプリメントを飲み始めたわけでもないという。イソフラボンが豊富な納豆が好きであるそうだが、それはずっと前から同じで、今に始まったことではないらしい。変わったのは若い人に恋をしたことくらいだが、それは五五歳のときだという。肉体関係が復活してホルモンが活発になったと思いきや、そうではない。つき合っているわけではなく、たまにおしゃべりする程度らしい。ただその人のように若いままでいたいという気持ちがあっただけだそうだ。明らかにホルモンの力が蘇ったのである。この話の女性は私である。医療業界にいると人間は年とともに衰えて介護されるようになり、いずれ認知症になっていくというイメージを持ちやすい。病気で人を見る習慣がついてしまっているからだ。人間は、まだまだ理解されていないし、無限の可能性を秘めている。高齢者といえども若返る時代はすぐそこまでやってきているのかもしれない。

魂で生きるのか、肉体で生きるのか

あるとき知人に誘われてAという医師の講演会を聞きに行った。それは二〇〜三〇人くらいの聴講者がいるだけの質素なものである。その医師の話がつまらないから、人数が少ないかというと、そんなことはない。本当にわかりやすいし、ジェスチャーだとか、例え話を入れていて、とても面白かった。人数が少ないのは、その医師があまり多くの人前で話したくない内容だったからである。

彼はサナトロジーの資格を海外でとっていて、そこで学んだことが医師として患者と関わるときの態度に大きく影響を及ぼしているという。「サナトロジーって何？」と思う人も多いだろう。死生学と訳されるので、検索すると聖路加病院の院長だった故日野原重明さんの著作にヒットする。けれど、海外で修めたその学問は全く違うものだったのだ。彼は資格を持った人に誘導され、亡くなった祖母と会話をしたという。彼は自分の意識のなかで、その人が祖母であることを実感した。それは会話の内容が祖母でないとわからないことがいっぱいあったからだし、癖などもそっくりだったという。さらに彼は講習で守護霊とも対話したらしい。そして守護霊と魂を交換するという施術者の指導にもとに意識が誘導されると肉体から出て、自分を見つめていた。

「死とは恐れではない。愛に満ちた世界に行くことなのだ」と彼は感じた。臨死体験にまつわる話はいろいろある。精神科医のブライアン・ワイスは患者を退行催眠によってトラウマまで誘導し、そのことが終わったという暗示をかけることによって、過去の呪縛から自由にさせようとした。海外では対話療法で患者を治療する精神科医はけっこういる。幼少期に親に激しく怒られたことや学校の先生にみんなの前で怒られて恥をかいたことがきっかけとなって、心の病を患う患者に、トラウマまで遡り、心のしこりを取り除いくことができる。ところがキャサリンは違った。前世にまで遡ってしまったのである。初め彼は患者が夢を見ているのだと思ったけれど、とても正確に家族や友人、地名、時代背景などを語っている。出まかせで語れば、少しズレるはずであるが、キャサリンは一つも間違えなかった。ブライアンは「前世療法」という本を出版する。彼は医師という立場上、この本を出版することで周りから、軽蔑されることを恐れたけれど、守護霊が出てきて、ブライアン・ワイス自身が魂の本質を理解するために、こうした体験が必要だったのだと説明され、勇気を持って出版した。

けれどこの日本はとても保守的な国である。A医師が医師の集まる講習会に参加したときのことだ。同じような考えを持つ医師が、壇上に上がって、最後に魂は永遠かもしれない、と語ったら、その瞬間、会場は医師の発言を小バカにしたヤジでいっぱいなり、それ以上しゃべらしてくれなかったらしい。その状況を見て、こういう場所で話したらあの医師と同じようになる、せっかくなら受け入れてくれる可能性のあるところで話したほうがいいと思ったという。

その内容が支持できなければ反論する自由はある。けれどヤジで糾弾攻めにあったら、議論などできないと思う。ガリレオが地動説を唱えて有罪判決となり、終身刑にされたのを見て、デカルトも地動説を支持していたけれど、本の出版をとりやめた。そんなような心境に近いのかもしれない。

肉体は、タンパク質でできたＤＮＡを持ち自己再生する細胞と細菌、ウイルスなどが協力し合って形成されている。細胞が働いていても私は平気で眠って夢を見ている。つまり私は意識であって、肉体に寄生している存在だ。そう考えないと細胞に申し訳ない。受精の瞬間に卵子や精子、ホルモンが複雑な行程を正確にこなしていることなんて人間は自覚していない。男女が考えることは相手と一緒になりたい、抱き合いたいという欲求だけで、肉体に妊娠のシステム発動するように細かく指令しているわけではない。脳が私だと思う人もいるけれど、それも違う。脳はもっといっぱいのことを常にフル稼働で指令しているのだ。身体の内部の炎症反応も治そうとし、的確な指令を出している。つまりパソコンのメカニズムを知らなくても入力し、操作しているのに似ている。あるいは車を運転するときに車体の幅の感覚を持って移動するのにも似ていると言ったらいいだろうか。もちろん車が潰れれば自分も衝撃を受けるように、肉体の苦痛は自分の苦痛として自覚することもあるけれど、がんのように蝕まれていても気づかないこともいっぱいある。

人口知能を作れるようになった人間の知性。その知性をもってしても肉体の自己再生するシステムを作ることはなかなかできない。現代の人間より優れた知性によってこの肉体は設計されているのではないかと思う。魂の学びにとってこの肉体が不要になったときに、スイッチが入り、肉体を解体する。そのスイッチに微生物が反応して働き、土に戻っていく。そして新しい生命になるように綿密に計算されているのではないかと思う。

身体を作る小さな生命体は人間の魂が成長し、幸せなれるように一日も休まずに働いている。「私」という意識に奉仕するために。そう考えると、この肉体の素晴らしさに感動してしまう。もし人間が魂であるのなら、老化はないのではないか。肉体は老化することもあるし、傷つくこともある。けれど魂は永遠の今を精一杯生き続ける存在だ。肉体に縛られた思考から、自己を解き放ってもいいのではないだろうか。

なぜ生まれてきて、死んでいくのか

私はいつものようにBさんにＨＩＶの薬を渡した。ご主人はアフリカの方で、夫婦でエイズウイルスに感染したという。その夫妻は子どもを産むという選択をした。ＨＩＶの薬を服用していれば、感染した子どもとして生まれることはない。私が驚いたのは、普通に考えたら、自分が感染したことだってショックなのに、いつも明るい笑顔を絶やさないその姿だ。恐らく心のなかではいろいろな葛藤があったに違いない。子どもが育ったときに感染しないだろうか。親がエイズだと知れたときに差別されるかもしれない。黒人とのハーフだから見た目だって違うというのに。それでもいろんなことを背負う覚悟の上で子どもを育てている。同じ病気を持つ夫。お互いにこの試練を乗り越えようという決意が、この夫妻の絆を強めていたのかもしれない。子どもはそんな二人の愛の結晶である。ＨＩＶ感染症でも子どもを育てることができるということを世間に示したかったのかもしれない。おそらくは愛の絆は誰よりも強かったのだと思う。私はその女性の勇気に感動した。

　こんな話もある。アメリカのブライアン・ジャクソンは生後一一ヵ月のときに父親からエイズウイルスを注射され、エイズに感染した。それだけではない。血液型も合っていなかったので、拒絶反応で彼はすごい苦痛を味わうことになる。父親がなぜこのようなことをしたのかといえば、離婚調停中であり、養育費を払いたくなかったことと、自分の子どもかどうか疑ったことで、すべてを破壊してしまいたくなったらしい。その小さな子どもは苦しみに打ちかち、なんとか生き延びた。けれどエイズに感染しているため、大量の薬を飲むことにより、聴力を失ってしまう。エイズは恐れられていたので、彼は同級生から差別され続けた。エイズが感染することを恐れた親が、近づかないように子どもに注意するからだった。残念ながら恐怖心を取り除くことができない人々は、ジャクソンの勇気ではなく病気を見る。人は自分のなかに作り上げた偏見というフィルターを通して見たいものだけを見るようになっている。パーティに呼ばれることもなく避けられ続ける日々。

彼はこの状況をどう受け止めいいのかわからなくなった。そしてその原因を作った父親を憎んだ。けれど、父親を憎むことで、現実が変わるのだろうか。健康が戻るわけではない。差別だってなくならない。なぜ生まれたのだ、思うこともあった。心が救われない。そんな彼は聖書と出会い、見えない存在である神様がすべてを理解し、見通してくれることを信じることにした。そしてやっと父親を許すことを受け入れられるようになったのだ。

イエスの言葉でこういうセリフがある。「あなたがたはこう聞かされてきただろう。隣人を愛しなさい。敵を憎みなさいと。けれど私はこういう。汝の敵を愛しなさい、と」

ジャクソンは憎しみを手放す努力をした。それはそんなに簡単ではない。けれど、やっと自分に起こっていることを素直に受け入れられるようになっていく。するとどうだろう。免疫力は高まり、二三種類服用していた薬が一種類だけに減ったのだ。もうＨＩＶ保有者ではない。けれど、人々の目はずっと感染者である。それでも彼は笑顔で生きられるように変わったのである。

釈迦は生・老・病・死という人間の不幸を見て出家することにした。病院は、病気なのに生き続ける苦しみを持ち、老いて衰える自分を感じ、いつ死ぬんだろうと不安に怯える人たちが多く集まる場所でもある。けれど、病人を支え、助けようとする医療スタッフがいる。病人を介護して支えようとする家族がいる。終末期に心のケアをしている医師たちがいる。そんな愛の場所でもあるのだと思う。もしそうでなかったら、そういう場所にするように努力しよう。

日本の禅で天国と地獄の話がある。ある僧侶が弟子に語った。「私は地獄というものを見てきたよ」「ほう、それはどんな恐ろしいところですか」「それがのう。いろんな人が集まり、テーブルには海鮮、山鮮の料理が並んでいるのだよ」「それは天国の間違いじゃないですか」「ところがどっこい、片方の手が椅子に縛られ、もう片方の手が箸に縛られているのじゃ」「それでも食べられるではないですか」「いや、その箸が一メートルもあるから、口に運べなくてね。美味しいものがあるのに食べられないのだよ。もう顔はやつれて地獄じゃったよ」「今度はね天国に行ってきたんじゃ」「ほう、それはどんなところで」「それがのう。いろんな人が集まり、テーブルには海鮮、山鮮の料理が並んでいるのだよ」「美味しそうですね」「ところが片方の手が椅子に縛られ、もう片方の手が箸に縛られているのじゃ。その箸が一メートルもあるんじゃよ」「それじゃ、地獄と同じじゃないですか」「それがのう。その箸を使って向かいにいる人に食べ物を与えているんじゃ。みんな楽しく食べられて幸せそうな顔をしておったよ」
人は心の持ち方で幸福にも不幸にもなっていく。インドでマザー・テレサに会った友人が話した言葉が興味深い。
インドでは階級制度があるので、すべての人が病院に行けるわけではない。病で死にそうになっている人に「病院に行きましょう。私が連れていけば、診察受けられますよ」とは言わなかった。ただ笑顔で「あなたは神に愛されていることを忘れないでね。神のもとにいずれ戻っていくだけですよ」と話しかけ、その人の手を握り締めるだけである。言葉には人を癒す力がある。
マザー・テレサの言葉より
「祈りの実りは知恵となります。知恵の実りは愛となり、愛の実りは奉仕となります」
レオナルド・ダ・ビンチの言葉より
「何であれ愛することはそれをよく知ることからで、知識が深まると愛ももっと成長します」

コラム

きっちょむさんと梅の実のはなし

むかしきっちょむ（吉四六）さんというゆかいな人がいました。きっちょむさんが時どき物売りに行くと、とおりすがりにわんぱく小僧の三太郎がちょっかいを出してきます。きっちょむさんは仕事がはかどらないので、三太郎にとんちをふっかけるのですが、どうにも効き目がありません。また三太郎が梅の木に隠れてきっちょむさんに梅をぶつけていきます。そこできっちょむさんは「ありがとう。今日は縁起がいい。明日いいことがある前触れだ」と言ってお金を置いていきました。これに味をしめた三太郎はお侍さんに同じことをしてひどい目にあい、もう悪さはしなくなったというお話です。

梅は松竹梅の一つで縁起がいいものの一つですね。その理由は、寒い冬を耐え忍び、百花の咲き乱れる春に先駆けて花を咲かせるため、いいことの起こる前触れとされてきたのです。平安時代に疫病が流行ったときに、梅干と福茶を使って、人々とご自身の病を治したという言い伝えまであります。梅はクエン酸が豊富で梅酒や梅ジュースは夏バテ予防に役立ちます。他にもリンゴ酸、コハク酸、酒石酸などもたっぷり。ビタミンやミネラルも多く含まれています。有機酸は糖質の代謝を活性化させるため、疲労回復に役立つでんすね。老化防止、疲れにくい身体づくりにピッタリな果実。我が家にも梅の木があり、毎年梅酒を作っていました。母は梅干や梅のジャムを作っていて、パンにつけて食べても美味しかったです。一度梅でジュースを作ってみたらきっと元気が出るんじゃないでしょうか。

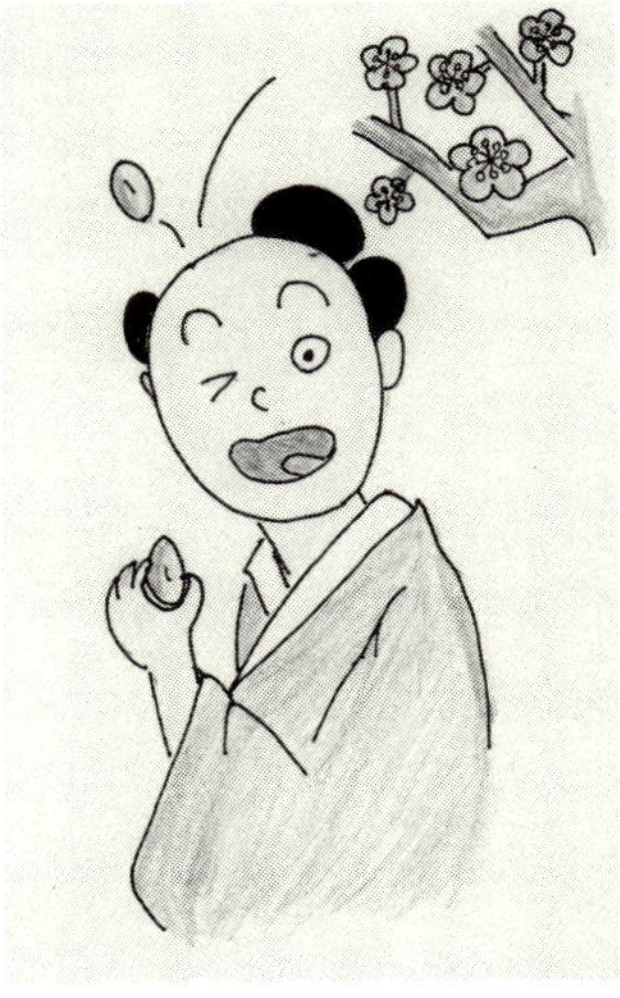

おわりに

この本を書くにあたって、人体について調べていくほど、その素晴らしい構造に感動し、魅了されてしまった。中世のヨーロッパでは「黄疸は屋根の上にはえているオオバコを見つけてそこに枯れるまでおしっこをかけ続けると治る」と囁かれ、信じられていたらしい。実際はオオバコが枯れるほどその毒性が強く、オオバコが枯れるころ、自然治癒力で治ったというのが真相である。そういう時代から、遺伝子が発見され、細菌との共生まで理解されるようになった現代。医療の分野でも人工知能による手術さえできる時代に発展してきた。

活気的な飛躍を遂げてきたにも関わらず、がん患者や認知症、アレルギー疾患など増え続けているのはなぜだろうか。学ぶにつれてハッキリとわかったことがある。それは、医師や薬剤師は人体について知らない、ということだ。もちろんこれはバカにしているのではない。ソクラテスの「無知の知」という有名な言葉を思い出してみよう。知れば知るほど、知らないことがいっぱいあることを知るようになったということだ。わかっているつもりだった人体。ところが、知るために調べ、新たにわからないことが出てくる。

自動車なら人間が設計図を作り、それに基づいて組み立てていく。だから構造がハッキリと理解されているため、同じ結論に至ることが可能である。

ところが人体は未だに解明途中である。その設計図は誰が何のために作ったのか。そのことを知らないまま、私たちはこの身体と共存している。全体像を理解しないまま学んだ知識から、身体に変更を加えようとする医療。予期せぬ結果をもたらしてしまうことがあり、お金を使い、医療スタッフが誠実に治療したのに、もっとひどい状態になってしまうことすらある。人間の身体が自然から成り立っているのに、自然界の成分にないものを製造し、人体に注入していったらどうなるのだろうか。おそらく細胞は抵抗し、徐々に傷つけられていくに違いない。なじむのはこの肉体が誕生した自然界にあるもののほうではないだろうか。全体の設計図がわからなくても、人体が形成されてきた段階を理解すれば、シンプルに理解できることである。真実であるものはぶれることはない。変わらないのは東洋医学や西洋やアジアやアフリカなどにもともとあった民間療法だけである。自然を破壊しないで、共生してきた治療法は変わらない。

この身体の精巧なメカニズムに謙虚になってみよう。身体は自己修復するようにできている。このメカニズムが徹底的に壊れたとき、意識はその肉体から離れていく。そして意識が完全に離れたとき、肉体を崩壊させるプロセスが始まる。種が物体に過ぎなくても、条件が整うと発芽し、死ねば自然に回帰するため分解が始まるのと同じような行程を人体も辿っていく。そして土に戻っていき、自然のリサイクルのなかで、新しい生命の準備をするのだ。この素晴らしいリサイクルシステムと、人体という微生物共同体が連携する小世界。

私はそこに高度な知性の働きを感じるのだ。最後の章は、もともとマッサージや食事などの健康法について記述するつもりであったけれど、変更した。この優れた肉体と、それを作った存在に感謝したくてたまらなくなってしまったからである。

この本を書くにあたって、シフトに配慮して下さった石田社長と職場のみなさん、本当にありがとうございました。また素晴らしいインスピレーションを与えてくれる講演をした、A医師に感謝いたします。そして、期限を過ぎても本の紹介をして下さったり、励ましの言葉をかけ続けて下さった比留川社長に心から感謝いたします。ありがとうございました。残念ながら肺炎で比留川社長が急逝しました。ご冥福をお祈りするとともに、天国で本の出版を見届けていただけたらと思います。

著者紹介

八名　見江子（やな　みえこ）

愛知県豊橋市に生まれる。東京理科大学薬学部卒業。現在、小児科、耳鼻科、眼科、整形外科などの処方を扱う複数の薬局に勤務。著書に『薬のリスク』『ママは子育て一年生』がある。樹木や川のある風景が大好き。ファンタジーの世界を大切にしていて、『赤毛のアン』は今でも心の友。趣味はビーズドールなどビーズでモチーフを編むこと。最近はダンスを始め、「ライムシャワー」というジャズダンスのチームに属しており、年に一回、お祭りにも参加している。

薬《くすり》に頼《たよ》らない生《い》き方《かた》のすすめ
あなたの内《うち》にその力《ちから》がある

二〇一八年　五月　六日　第一刷発行

著　者　八名　見江子
発行者　比留川　洋
発行所　本の泉社
〒113-0033
東京都文京区本郷二-二五-六
Tel　〇三（五八〇〇）八四九四
Fax　〇三（五八〇〇）五三五三
http://www.honnoizumi.co.jp/

DTP：杵鞭真一
印刷　中央精版印刷（株）
製本　中央精版印刷（株）

©2018.Mieko YANA Printed in japan
本書のコピー、スキャン、デジタル化等の無断複製は著作権法上の例外を除き禁じられています。

ISBN978-4-7807-1683-2　C0047